Rosemarie Franke
Prof. Dr. med. Hans Hauner

Ernährung ist die beste Medizin:

Diabetes Typ 2

unter Mitarbeit von Ruth Rösch

rororo
Rowohlt

Wichtiger Hinweis:

Die Ratschläge in diesem Buch sind zwar nach bestem Wissen und Gewissen sorgfältig erwogen und geprüft worden, die Informationen und Ratschläge stellen jedoch keinen Ersatz für medizinische Betreuung dar. Eine Haftung für den Eintritt des Erfolges oder eine Haftung für Personen-, Sach- oder Vermögensschäden, die sich aus dem Gebrauch oder Mißbrauch der in diesem Buch dargestellten Lebensmittel, der Methoden oder sonstigen Hinweise ergibt, ist für Verlag, Autor und / oder deren Beauftragte ausgeschlossen.

Originalausgabe
Veröffentlicht im Rowohlt Taschenbuch
Verlag GmbH, Reinbek bei Hamburg, Januar 1999

Redaktion Thomas Kopal, Gerlinde Geffers (Kapitel 1: Medizin)
Umschlaggestaltung Barbara Thoben
(Fotos: Barbara Thoben;
Illustration: Matthias Wagner)
Reihentypografie Karen Kollmetz
Illustrationen Katja Gehrmann
Satz Concorde und Trade Gothic
PostScript (PageOne)
Gesamtherstellung Clausen & Bosse, Leck
Printed in Germany
ISBN 3 499 60446 9

INHALT

KÖSTLICHKEITEN

Tips für Ihren Speiseplan

5 SERVICE

Das könnte Ihnen sonst noch weiterhelfen

Vorwort

In Deutschland gibt es zwischen 4 und 5 Millionen Menschen, die unter Typ-2-Diabetes leiden. Da besonders im Anfangsstadium dieser Erkrankung oft keine oder nur wenige Beschwerden vorliegen, wird der Typ-2-Diabetes manchmal erst nach mehreren Jahren erkannt und behandelt. Ohne die richtige Behandlung müssen Typ-2-Diabetiker jedoch damit rechnen, an Begleit- und Folgeschäden zu erkranken, wobei sowohl die Lebensqualität als auch die Lebenserwartung sinkt. Doch das muß nicht sein!

Die Ernährung spielt bei der Behandlung des Diabetes eine wichtige Rolle. Denn nur mit ihr kann, auch wenn die Ärztin oder der Arzt zusätzlich Tabletten oder Insulin verordnet, eine bestmögliche Einstellung erzielt werden. Aber keine Bange: Die strengen Ernährungsvorschriften für den Typ-2-Diabetes gehören der Vergangenheit an. Essen und trinken Sie nach den Empfehlungen der Deutschen Gesellschaft für Ernährung. Sie sind Richtlinien für Gesunde und für Diabetiker. Diese Ernährung ist keine «Diät», sondern eine gesunde Mischkost, die alle Nährstoffe beinhaltet und somit optimal für die ganze Familie ist.

Generell gilt: Die Behandlung ist um so erfolgreicher, je besser jeder Betroffene über seine Erkrankung Bescheid weiß. Dieser Ratgeber will Ihnen dazu das erforderliche Rüstzeug geben. Er ist teilweise in einer Frage- und Antwortform aufgebaut, aber dennoch so geordnet, daß Sie auch einzelne Themen wiederfinden. Da natürlich jeder seinen «persönlichen» Diabetes hat, müssen nicht alle Aussagen auch auf Sie zutreffen. Deshalb sollten Sie bei Fragen Ihren Arzt oder Ihre Ärztin ansprechen. Er oder sie kann Ihnen am besten sagen, wie Ihre Zuckerkrankheit optimal eingestellt werden kann. Haben Sie Fragen zur richtigen Ernährung oder möchten Sie klären, wie Sie Ernährungsempfehlungen in Ihrem Alltag umsetzen können, dann wenden Sie sich an eine Diätassistentin oder eine Ernährungswissenschaftlerin (Diplom-Oecotrophologin).

Rosemarie Franke
Prof. Dr. med. Hans Hauner

Fragen an den Arzt

Herr Professor Hauner, in Deutschland gibt es ungefähr vier Millionen zuckerkranke Menschen (Diabetiker). Was heißt zuckerkrank?

Die Zuckerkrankheit ist eine Stoffwechselerkrankung. Beim Typ-2-Diabetes können die Körperzellen den Zucker nicht aufnehmen, den sie als Energiequelle für ihre Arbeit benötigen. Diesen Ablauf kann man sich so vorstellen: Der Mensch nimmt mit der Nahrung Kohlenhydrate auf. Das sind Zuckerstoffe, die zum Beispiel in Brot, Nudeln, Obst, Kartoffeln und vielen anderen Lebensmitteln enthalten sind. Im Dünndarm werden die Kohlenhydrate chemisch gespalten: Zusammengesetzte Zukker wie der Rohrzucker im Kuchen oder die Stärke in der Kartoffel werden in sogenannte Einfachzucker zerlegt. Der bekannteste unter ihnen ist der Traubenzucker (Glucose). Dieser Einfachzucker gelangt durch die Darmwand ins Blut und wird von dort zu den Organen und zu den Körperzellen gebracht. Die Körperzellen können den Zucker nur dann aufnehmen, wenn das Hormon Insulin im übertragenen Sinne die Tür öffnet und den Zucker einschleust. Bei Diabetikern stellt der Körper entweder nicht genügend Insulin her, oder die Körperzellen sprechen nicht normal auf das Insulin an. In beiden Fällen bleibt der Zucker im Blut und führt zu einem Anstieg des Blutzuckerspiegels. Wird dieser zu hoch, wird der Zucker zum Teil über den Harn ausgeschieden.

Es gibt zwei Formen der Zuckerkrankheit: Typ-1-Diabetes und Typ-2-Diabetes. Wodurch unterscheiden sie sich?

Diese beiden Diabetes-Typen unterscheiden sich sowohl in der Ursache als auch im Verlauf der Krankheit und müssen deshalb verschieden behandelt werden. Beim Typ-1-Diabetes liegt immer ein Insulinmangel vor. Dieser Typ der Zuckerkrankheit beginnt oft im Kindes- oder Jugendalter, bei mindestens zwei Drittel der Patienten vor dem 40. Lebensjahr. Infolge einer Störung des Immunsystems stellen die Zellen, die normalerweise Insulin produzieren, ihre Tätigkeit ein. Das kann sich zunächst unbemerkt über einen längeren Zeitraum hinziehen. Diabetes-Symptome wie Durst, Ausscheidung großer Urinmengen oder Müdigkeit machen sich erst dann bemerkbar, wenn nur noch so wenig Insulin produziert wird, daß die Körperzellen keinen oder kaum noch Zucker aufnehmen können. Dann allerdings treten die Symptome innerhalb weniger Tage oder Wochen massiv auf und erfordern eine rasche Insulintherapie. Diese Patienten müssen die Insulinbehandlung ihr Leben lang weiterführen. Wir wissen inzwischen, daß der Typ-1-Diabetes auch nach dem 40. Lebensjahr auftreten kann. Man spricht dann von «verzögertem» Typ-1-Diabetes. Bei diesem Krankheitsbild gilt: Je später die Erkrankung auftritt, desto schwächer sind die Symptome.

Weitaus häufiger kommt der Typ-2-Diabetes vor. Bei dieser Form produziert der Körper in der Regel noch genügend Insulin, allerdings kann das Hormon nicht schnell genug ins Blut freigesetzt werden. Gleichzeitig sprechen Muskulatur und Fettgewebe nicht normal auf das Insulin an, – das Hormon kann den Zucker nicht in die Zellen einschleusen. Typ-2-Diabetes beginnt in der Regel schleichend nach dem 40. Lebensjahr. Oft entdeckt der Arzt oder Patient die Krankheit nur durch Zufall. Überernährung, Übergewicht und Bewegungsmangel begünstigen die Erkrankung. Etwa 80 bis 90 Prozent der Typ-2-Diabetiker sind übergewichtig. Typ-2-Diabetiker müssen nicht unbedingt mit Insulin behandelt werden. Wenn sie ihr Übergewicht senken und sich richtig ernähren, reicht das körpereigene Insulin meist lange aus.

Es gibt eine weitere Art des Diabetes, die sich als Folge bestimmter Krankheiten entwickelt. Man spricht dann vom sekundären Diabetes. Wenn beispielsweise die Bauchspeicheldrüse durch wiederholte Entzündungen schwer geschädigt ist, tritt fast immer Diabetes als Folgeerkrankung auf.

Der Fachbegriff für die Zuckerkrankheit ist Diabetes mellitus. Was bedeutet das?

Das Wort Diabetes kommt aus dem Griechischen und bedeutet soviel wie «Durchfluß». Gemeint ist damit, daß Menschen mit dieser Erkrankung sehr starken Durst haben und gleichzeitig über den Harn sehr viel Flüssigkeit verlieren, also einen erhöhten Harnfluß haben. Der Begriff mellitus stammt ebenfalls aus der altgriechischen Sprache und bedeutet «honigsüß». Damit ist der Zuckerverlust über den Harn angesprochen, der für diese Krankheit typisch ist und bei der Diagnosestellung hilft.

Die Krankheit ist seit langem bekannt. Schon in der Zeit vor Christus wurde sie in Ägypten, Indien sowie Griechenland beschrieben. Sie betraf vor allem die «besseren» Gesellschaftsschichten, die besonders gut ernährt, wenn nicht sogar überernährt waren. Heute ist der Typ-2-Diabetes bei uns eine richtige Volkskrankheit, an der rund fünf Prozent aller Deutschen leiden. Von diesen mindestens vier Millionen müssen etwa 800000 Insulin spritzen.

Wenn der Körper, wie beim Typ-2-Diabetes, nicht schnell genug Insulin bereitstellt oder die Zellen nicht mehr auf Insulin reagieren, was ist dann gestört?

Vereinfacht dargestellt finden wir beim Typ-2-Diabetes vor allem zwei Störungen. Die erste betrifft die Bauchspeicheldrüse, das Organ, in dem Insulin gebildet und freigesetzt wird. Normalerweise können die sogenannten Beta-Zellen der Bauchspeicheldrüse, die das Insulin produzieren, wie ein «Meßgerät» erkennen, wie hoch der Blutzuckerspiegel ist. Steigt er z.B. nach einer Mahlzeit an, geben die Beta-Zellen rasch gespeichertes Insulin ins Blut ab. Beim Typ-2-Diabetes ist das «Meßgerät» der Zelle gestört, oder das Meßsignal wird nicht richtig weitergeleitet. Wenn der Blutzuckerspiegel steigt, schütten die Zellen dann nicht mehr automatisch vermehrt Insulin aus, sie sind sozusagen «blind» gegenüber den hohen Blutzuckerspiegeln. Nach längerem Krankheitsverlauf läßt häufig auch noch die Insulinproduktion selbst nach, und zwar so stark, daß nicht selten eine Insulintherapie erforderlich wird.

Die zweite Störung findet sich an den Organen, an denen das Insulin wirkt. Insulin gelangt über die Blutbahn in verschiedene Organe und reguliert dort gemeinsam mit anderen Hormonen den Stoffwechsel, insbesondere die Zuckerverwertung. Viel Insulin benötigt die Muskulatur, die den größten Teil des Zuckers verwertet, kleinere Mengen nimmt das Fettgewebe auf. Auch die Leber braucht Insulin für verschiedene Stoffwechselvorgänge.

Beim Typ-2-Diabetes reagieren die Organe nicht normal auf das Insulin, die Fachleute sprechen in diesem Zusammenhang von einer Insulinresistenz. Das Ergebnis ist: Muskel und Fettgewebe nehmen den Zucker aus der Blutbahn trotz des vorhandenen Insulins nicht ausreichend auf, der Zucker bleibt im Blut. Da in den Zellen, in denen der Zucker eigentlich benötigt wird, ein «Zuckermangel» herrscht, reagiert die Leber wie im Fastenzustand: Sie bildet vermehrt eigenen Zucker. Normalerweise unterdrückt Insulin diese Zuckerproduktion. Wenn aber, wie beim Typ-2-Diabetes, auch die Leber nicht mehr richtig auf Insulin anspricht, steigen die Blutzuckerwerte durch den Zukker aus der Leber noch zusätzlich an.

Wir gehen heute davon aus, daß die Insulinresistenz zum Teil vererbt wird. Auf der anderen Seite wissen wir, daß Übergewicht und Bewegungsmangel die Insulinwirkung verschlechtern und damit die Insulinresistenz verschlimmern oder erst auslösen. Die Bauchspeicheldrüse versucht, die Insulinresistenz zunächst auszugleichen, indem sie mehr Insulin bereitstellt. Diese Mehrproduktion kann jedoch bei vielen Menschen, wahrscheinlich infolge einer vererbten Störung der Beta-Zellen, nicht auf Dauer aufrechterhalten werden. So entwickelt sich schließlich der Diabetes.

Sie haben es angedeutet: Zuckerkrankheit kann erblich sein. In welchem Ausmaß?

Wir wissen heute, daß es Diabetes-Gene gibt, die das Risiko eines Menschen, diese Krankheit zu entwickeln, erhöhen. Welche Gene das im einzelnen sind, ist nur ansatzweise bekannt. Lediglich bei bestimmten, sehr seltenen Diabetesformen sind die genetischen Ursachen bereits gefunden worden. Aus Familienuntersuchungen wissen wir schon lange, daß ungefähr 30 bis 50 Prozent der Nachkommen von Typ-2-Diabetikern damit rechnen müssen, im Laufe ihres Lebens ebenfalls zuckerkrank zu werden. Haben beide Elternteile einen Typ-2-Diabetes, ist das Risiko wahrscheinlich noch höher. Das heißt aber noch lange nicht, daß die Erbanlagen allein über die Entwicklung eines Diabetes entscheiden. Nur wenn gleichzeitig ungünstige Lebensgewohnheiten wie falsche Ernährung oder Bewegungsmangel hinzukommen, machen sich die Erbanlagen bemerkbar. Mit anderen Worten: Auch wenn jemand erblich belastet ist, kann er durch eine richtige Vorbeugung dazu beitragen, daß die Erkrankung nicht ausbricht oder zumindest hinausgeschoben wird.

Diabetiker leiden entweder unter Insulinmangel oder Insulinresistenz. Was ist Insulin genau?

Insulin ist ein Hormon, das aus insgesamt 51 Eiweißbausteinen (Aminosäuren) zusammengesetzt ist. Ein Hormon ist ein Botenstoff, der auf dem Blutweg transportiert wird und an seinen Wirkorganen wichtige Funktionen steuert. Die Hauptaufgabe des Insulins ist es, die Verwertung des Zuckers sicherzustellen, der über die Nahrung aufgenommen oder in der Leber gebildet wurde. Zucker kann nicht einfach in die Zellen der Muskulatur oder des Fettgewebes aufgenommen werden. Er wird auf kom-

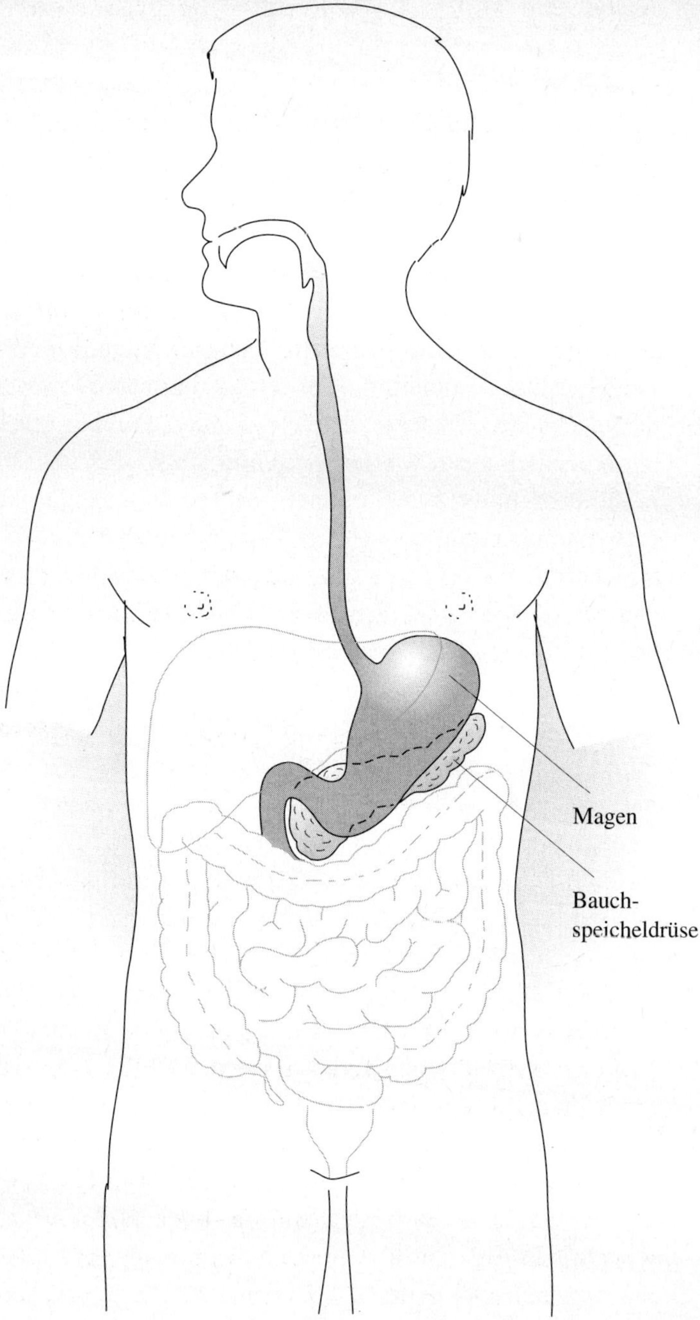
Magen
Bauch-
speicheldrüse

plizierten Wege eingeschleust und verbraucht. An diesen Vorgängen ist Insulin maßgeblich beteiligt. Es steigert die Aufnahme von Zucker in die Zelle und verringert dadurch den Zucker im Blut. Auch in der Zelle trägt Insulin dazu bei, daß der Zucker verbrannt oder in Form von Glykogen gespeichert wird. Fehlt Insulin oder ist seine Wirkung herabgesetzt, steigen die Blutzuckerwerte an. Daneben spielt Insulin auch im Fett- und Eiweißstoffwechsel eine wichtige Rolle. Insulin fördert die Bildung von Fettspeichern und bremst den Fettabbau. Außerdem reguliert es den Mineralstoffhaushalt. Gerade weil es so vielfältige Wirkungen hat, führt ein Insulinmangel zu schwerwiegenden Störungen des gesamten Stoffwechsels, die weit über den Zuckerhaushalt hinausgehen.

Insulin wird in der Bauchspeicheldrüse hergestellt. Wo liegt sie und welche Funktion hat sie?

Die Bauchspeicheldrüse liegt im Oberbauch hinter dem Magen. Als ein Organ hat sie verschiedene Aufgaben: Einerseits produziert sie die Verdauungssäfte, die der Körper für die Aufspaltung der Nahrung braucht. Die Säfte werden in den Zwölffingerdarm geleitet, wohin auch der Nahrungsbrei gelangt, nachdem er den Magen verlassen hat. Dort und im nachfolgenden Dünndarm wird die Nahrung in ihre Bausteine Zucker, Aminosäuren und Fettsäuren aufgespalten; dabei helfen die Verdauungssäfte. Erst dann können die Bestandteile der Nahrung über die Dünndarmwand in den Körper aufgenommen werden. Die richtige Verdauung der Nahrung hängt also von den Verdauungssäften der Bauchspeicheldrüse ab.

Weiterhin produziert die Bauchspeicheldrüse mehrere Hormone. Im Gegensatz zu den Verdauungssäften werden die Hormone direkt in die Blutbahn geschickt, so können sie bei Bedarf rasch wirken. Das wichtigste Hormon ist das Insulin.

Darüber hinaus bildet die Bauchspeicheldrüse auch Glukagon, Somatostatin und pankreatisches Polypeptid, die sehr unterschiedliche Aufgaben erfüllen. Die Produktion dieser Hormone erfolgt in spezialisierten Zellen, die zu Zellhaufen angeordnet sind. Nach ihrem Erstbeschreiber werden sie Langerhans-Inseln genannt. In den B- bzw. Beta-Zellen wird das Insulin hergestellt, in den A- bzw. Alpha-Zellen dagegen das Glukagon. Dieses Hormon ist ein wichtiger Gegenspieler zum Insulin. Es ist in der Lage, in der Leber aus gespeicherter Stärke Zucker freizusetzen und damit einen Blutzuckeranstieg zu bewirken. Sinken die Blutzuckerwerte kritisch ab – zum Beispiel wenn ein Mensch hungert –, dann wird vermehrt Glukagon freigesetzt. Dieser Mechanismus schützt auch einen insulinspritzenden Diabetiker vor gefährlichen Unterzuckerungen. Glukagon erlaubt aber auch in Situationen mit erhöhtem Energiebedarf, zum Beispiel bei Streß, eine vermehrte Bereitstellung von Zucker und Fett. Störungen der Glukagonbildung sind extrem selten, und für die Entstehung einer Zuckerkrankheit ist das Glukagon wahrscheinlich ohne Bedeutung.

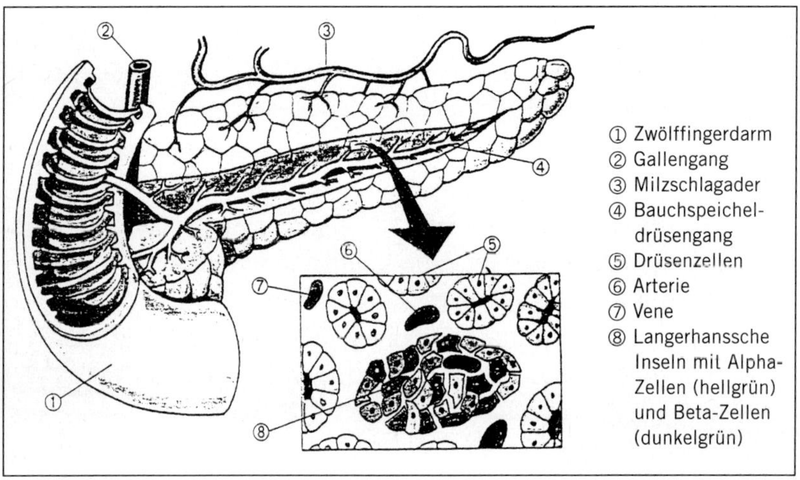

Insulinproduktion in der Bauchspeicheldrüse

Woran erkennen Patienten, daß sie zuckerkrank sind?

Da Diabetes keine Schmerzen verursacht, ist das gar nicht so einfach. Manchmal fehlen sogar jegliche Anzeichen für die Krankheit, so daß sie lange Zeit unentdeckt bleibt. Ist der Blutzuckerspiegel deutlich erhöht, so treten eine Reihe typischer Symptome auf. Dazu gehören vor allem Durst und starker Harnverlust. Beides ist leicht zu erklären: Der Körper leitet über die Niere den überschüssigen Zucker in den Harn. Dazu braucht er viel Körperflüssigkeit, denn der Zucker muß in Wasser gelöst sein, damit er ausgeschieden werden kann. Für das nun fehlende Wasser verlangt der Körper Ersatz: Er reagiert mit Durst. Andere Symptome können Müdigkeit, Juckreiz, Konzentrationsschwäche oder Schwindel sein. Diese Anzeichen sind nicht so typisch, denn sie können auch bei vielen anderen Erkrankungen vorkommen und lassen nicht gleich an einen Diabetes denken.

Wie wird die Zuckerkrankheit diagnostiziert?

Dazu genügen einige wenige Blutzuckermessungen. Liegt der Blutzuckerwert (Plasmaglukose) vor dem Frühstück an zwei oder drei Tagen über 125 Milligramm pro Deziliter (mg/dl), dann ist die Diagnose «Diabetes mellitus» bereits klar. Der entsprechende Grenzwert für den Zucker im Kapillarblut (z.B. aus der Fingerbeere), der hierzulande meistens gemessen wird, liegt bei 110 mg/dl. Auch wenn ein spontaner Blutzuckerwert, der im Laufe des Tages gemessen wird, über 200 mg/dl liegt, ist das praktisch ein Nachweis für die Zuckerkrankheit. In Zweifelsfällen kann noch ein sogenannter oraler Glucosebelastungstest durchgeführt werden. Dabei trinkt die betreffende Person am Morgen auf nüchternem Magen eine Flüssigkeit, die insgesamt 75 oder 100 Gramm Zucker enthält. Anschließend wird der Blutzucker in gewissen Abständen gemessen. Entscheidend ist der Wert nach zwei Stunden. Liegt er über 200 mg/dl, dann hat dieser Mensch Diabetes.

Wie hoch liegt der Blutzucker bei gesunden Menschen?

Bei Menschen mit einem gesunden Stoffwechsel liegen die Blutzuckerwerte morgens im nüchternen Zustand zwischen 70 und 100 mg / dl. Nach einer Mahlzeit steigt der Blutzucker bei Gesunden kaum über 150 mg / dl an.

Welche Spitzenwerte kann der Blutzucker bei Diabetikern erreichen?

Wenn der Diabetes entdeckt wird, liegen die Blutzuckerwerte meist zwischen 200 und 300 mg / dl. Es gibt aber auch Menschen, bei denen diese Werte auf 1000 mg / dl und höher hochgeklettert sind. Das passiert zum Beispiel, wenn die Betroffenen ihren Durst mit großen Mengen Limonade oder anderen stark zuckerhaltigen Getränken löschen. Bei Diabetikern, deren Erkrankung erkannt ist, kann eine schlechte Diabeteseinstellung zu Blutzuckerwerten bis zu 400 oder 500 mg / dl führen.

Können Diabetiker ihren Blutzucker selbst messen?

Ja, dafür gibt es bewährte Hilfsmittel. Sie sind in Apotheken erhältlich und werden, sofern sie verschrieben werden, auch von den Krankenkassen bezahlt. Hilfsmittel sind Teststreifen, Blutzuckermeßgeräte und Stechhilfen, die die Blutgewinnung erleichtern und fast schmerzlos machen. Der Patient nimmt sich selbst einen Bluttropfen ab, benetzt damit den Teststreifen, der sich entsprechend dem Blutzuckerwert verfärbt. Man kann den Wert entweder anhand der Farbe schätzen oder den Teststreifen von einem Blutzuckermeßgerät überprüfen lassen. Die Meßgenauigkeit ist bei beiden Methoden gleich. Wichtig ist in jedem Fall, daß Diabetiker vor Beginn der Blutzuckerselbstkontrolle die jeweilige Technik gründlich lernen. Dafür gibt es besondere Diabetikerschulungen, die Kliniken oder Arztpraxen anbieten.

Inzwischen gibt es auch Blutzuckersensoren, bei denen nur

noch eine sehr kleine Blutmenge eingesaugt wird. Sie sind damit einfacher zu bedienen und etwas sicherer. Die neuen Meßgeräte speichern außerdem die Meßergebnisse, so daß sie beliebig abgerufen werden können.

Eine weitere Methode, um den Stoffwechsel selbst zu überprüfen, ist die Harnzuckerbestimmung. Ab Blutzuckerwerten von 180 bis 200 mg/dl scheidet der Körper Zucker über den Harn aus. Die Menge kann mit speziellen Teststäbchen grob geschätzt werden. Im Vergleich zur Blutzuckermessung bringt diese Methode ungenauere Ergebnisse: Die sogenannte Nierenschwelle, ab der die Niere beginnt, Zucker aus dem Blut zu entfernen, ist nicht bei allen Menschen gleich. Außerdem bezieht sich das Ergebnis auf die letzten Stunden und nicht auf den aktuellen Blutzuckerspiegel. Schließlich kann eine Unterzuckerung nicht erkannt werden, da sie nicht zur Zuckerausscheidung führt. Das gleiche gilt für leicht überhöhte Werte. Von Vorteil ist dagegen die einfache Anwendung. Es muß kein Blut entnommen werden. Die Harnzuckerkontrolle kommt vor allem für ältere Diabetiker in Frage, die keine Insulintherapie benötigen. Sie reicht in diesem Fall aus.

Sollten alle Typ-2-Diabetiker ihren Blutzucker selbst kontrollieren?

Ich empfehle die Blutzuckerselbstmessung vor allem jüngeren Typ-2-Diabetikern, weil sie mit der Handhabung besser klarkommen. Für ältere Typ-2-Diabetiker kann die Blutzuckerselbstkontrolle eine Belastung sein. Sie sollte allerdings dann den Patienten zugemutet werden, wenn sie Insulin benötigen. Die Häufigkeit der Kontrolle muß in jedem Einzelfall festgelegt werden. Wir empfehlen als Minimum, den Blutzucker regelmäßig morgens vor dem Frühstück zu messen und wenigstens einmal wöchentlich ein Blutzuckertagesprofil zu machen, um auch die Spitzenwerte ein bis zwei Stunden nach den Hauptmahlzeiten zu erfassen. Wichtig ist, daß die Ergebnisse in einem Diabetiker-Tagebuch protokolliert werden. Damit behält der Patient selbst einen Überblick über den Verlauf der Blutzuckerwerte. Gleichzeitig hält er so eine wichtige Grundlage für das Gespräch mit dem Arzt oder der Ärztin in der Hand.

Wann kann es bei einem Diabetiker zu einer Überzuckerung kommen?

Eigentlich sollten die Blutzuckerwerte bei Diabetikern nie 180 mg / dl übersteigen. Das ist das Ziel sowohl der Insulintherapie als auch der Diabeteskost. Wenn die Werte trotzdem zu hoch sind, ist entweder das Insulin falsch dosiert, oder der Patient hat einen Fehler gemacht. Er kann sich falsch ernährt oder vergessen haben, die Medikamente einzunehmen. Auch Erkältungen oder Entzündungen können zu erhöhten Blutzuckerwerten führen! Bei Entzündungen schüttet der Körper Hormone aus, die die Wirkung des Insulins abschwächen. Diese Ursache für eine Überzuckerung wird oft nicht ernst genommen, ist aber am häufigsten für schwere Entgleisungen verantwortlich.

Was passiert im schlimmsten Fall bei einer Überzuckerung?

Der Diabetiker kann in ein diabetisches Koma fallen. Mit dem Begriff Koma wird in der Medizin ein Zustand tiefer Bewußtlosigkeit bezeichnet. Wird ein entgleister Diabetes nicht erkannt, dann kann der Patient tatsächlich in diesen lebensbedrohlichen Zustand kommen. Ursache dafür ist eine starke Übersäuerung des Blutes, die sich bei längerem, schweren Insulinmangel entwickeln kann. In diesem Fall muß der Patient sofort ins Krankenhaus! Glücklicherweise werden die Anzeichen für ein drohendes Koma heute in der Regel frühzeitig erkannt, so daß das Koma fast immer verhindert werden kann.

Wie können Diabetiker eine Stoffwechselentgleisung rechtzeitig erkennen?

Im Rahmen der Schulung lernen Diabetiker, klinische Anzeichen für eine Stoffwechselentgleisung zu beachten: starkes Durstgefühl und Wasserlassen, Müdigkeit, Appetitlosigkeit, Übelkeit bis hin zum Erbrechen. Vorbeugend kann man auch

Aceton im Urin messen. Das ist vor allem für Diabetiker sinnvoll, die zu Stoffwechselentgleisungen neigen. Der Acetonwert sollte unbedingt gemessen werden, wenn die Blutzuckerwerte wiederholt über 300 mg/dl liegen.

Wieso scheidet der Körper Aceton aus?

Aceton ist ein Abbauprodukt des Fettstoffwechsels und fällt normalerweise nur in sehr kleinen Mengen an. Insulin hemmt den Fettabbau. Bei Insulinmangel hingegen nimmt der Fettabbau zu, und es wird vermehrt Aceton gebildet. Der Nachweis von Aceton im Urin ist ein Alarmzeichen, das auf eine drohende Stoffwechselentgleisung hinweist. In einer solchen Situation sollte der Patient rasch seinen Arzt oder seine Ärztin aufsuchen, um diesen Zustand korrigieren zu lassen.

Was kann ein Diabetiker gegen eine Überzuckerung tun?

Erst einmal muß er sie rechtzeitig erkennen, und dazu muß er regelmäßig seinen Blutzuckerspiegel oder die Urinzuckerausscheidung messen. Insulinspritzende Diabetiker können den Blutzuckerspiegel senken, indem sie die nächste Insulindosis erhöhen oder die nächste Mahlzeit verkleinern oder weglassen.

Diabetiker, die kein Insulin benötigen, sollen ebenfalls die nächste Mahlzeit verkleinern, damit der Blutzuckerspiegel wieder abfällt. Gelingt dies nicht innerhalb eines Tages, sollte der Arzt oder die Ärztin zu Rate gezogen werden. Wer sich unsicher fühlt, sollte überhaupt nicht lange zögern, sondern unverzüglich seinen Hausarzt konsultieren. Sind die Blutzuckerwerte bereits über längere Zeit erhöht, dann muß zunächst überprüft werden, ob der Patient die Therapieempfehlungen eingehalten hat und, falls dies der Fall ist, inwieweit die Therapie angepaßt werden muß. Wurde die richtige Ernährung über längere Zeit vernachlässigt und liegen die Blutzuckerwerte viel zu hoch, dann empfehlen wir manchmal auch einen Gemüsetag, um den Stoffwechsel rasch zu verbessern.

Bei Diabetikern kann es auch zu einer Unterzuckerung kommen. Warum?

Eine Unterzuckerung kann nur bei Patienten auftreten, die blutzuckersenkende Medikamente wie Insulin oder Sulfonylharnstoffe spritzen bzw. einnehmen. Zur Unterzuckerung führen oft kleinere Abweichungen vom Therapieplan, wenn die Patienten zum Beispiel eine Zwischenmahlzeit vergessen oder stark körperlich arbeiten, ohne gleichzeitig das Insulin oder die Kohlenhydrate anzupassen.

Bei einer starken Unterzuckerung fällt der Blutzucker unter 50 mg / dl ab. Das geht in der Regel mit Symptomen wie Zittern, Schweißausbruch, Schwächegefühl oder Sehstörungen einher. Bei manchen Diabetikern, besonders nach langer Krankheitsdauer oder zu knapper Einstellung, können solche Symptome weniger deutlich sein oder völlig fehlen. Wird eine Unterzuckerung nicht oder zu spät erkannt, dann droht sogar eine Bewußtlosigkeit, ein sogenanntes hypoglykämisches Koma. Der Arzt muß dann sofort Glucose in die Vene spritzen, damit der Blutzuckerspiegel wieder ansteigt und das Bewußtsein zurückkehrt.

Gelegentliche Unterzuckerungen sind leider nie ganz auszuschließen. Solange der Patient sie rechtzeitig wahrnimmt und gegensteuert, sind sie nicht weiter tragisch, da sie keine bleibenden Schäden verursachen. Bei älteren Menschen, die mit Tabletten behandelt werden, ist hingegen besondere Vorsicht geboten, da Unterzuckerungen nicht immer erkannt werden und daher gefährlicher verlaufen können.

Wie können Diabetiker eine Unterzuckerung vermeiden?

Der beste Schutz vor Unterzuckerung ist eine gute, stabile Stoffwechseleinstellung und die möglichst konsequente Einhaltung der Therapieempfehlungen. Diabetiker, die Unterzukkerungen nicht richtig oder gar nicht wahrnehmen, müssen von vornherein höhere Blutzuckerwerte, etwa zwischen 100 und 180 mg / dl, in Kauf nehmen. Diabetiker, die die Alarmzeichen kennen, sollten für den Notfall gewappnet sein. Es reichen ein paar Traubenzuckerstückchen in der Tasche, die sie bei Anzeichen von Unterzuckerung sofort essen können. Dadurch steigt der Blutzucker schnell wieder an. Wenn man sich nicht sicher ist, ob wirklich eine Unterzuckerung vorliegt, ist es im Zweifelsfall immer besser, solche Notfall-Kohlenhydrate zu nehmen, auch wenn der Blutzucker danach zu hoch liegen sollte. Meist sind aber die genannten Symptome so typisch, daß eine Blutzuckermessung nicht nötig ist. Dann sollte der Patient umgehend zwei oder drei Kohlenhydratportionen (auch Broteinheiten oder BE genannt) in schnell wirksamer Form, wie Obstsaft oder Traubenzucker, zu sich nehmen.

Bei stark schwankenden Blutzuckerwerten und gelegentlichen schweren Unterzuckerungen gibt es noch die Möglichkeit, daß Familienangehörige Glukagon unter die Haut spritzen, was ebenfalls den Blutzuckerspiegel erhöht. Glukagon gibt es als Fertigspritze, die vom Arzt verschrieben werden kann.

Typ-2-Diabetiker sind meistens übergewichtig. Sie müssen also abnehmen?

In der Tat. Übergewichtige Typ-2-Diabetiker sollten unbedingt ihr Gewicht senken. Die wichtigste Maßnahme ist eine Reduktionskost. Hiermit ist keine Radikalkur gemeint, sondern eine Ernährungsweise, die langfristig zu einer Gewichtsabnahme führt. Konkret heißt das vor allem: deutlich weniger Fett zu sich zu nehmen und die Mahlzeiten zu verkleinern. Durch mehrere kleine, über den Tag verteilte Mahlzeiten wird der Stoffwechsel entlastet. Eine gute Nachricht: Gemüse und Salate können reichlich auf den Tisch kommen, hier gibt es keine Begrenzung! Tierische Fette sollten übergewichtige Diabetiker stark einschränken. Statt dessen sind pflanzliche Öle wie Olivenöl oder Sonnenblumenöl zu empfehlen – allerdings auch nur in kleineren Mengen, da auch pflanzliche Öle und Fette viele Kalorien liefern. Regelmäßige Bewegung, z.B. täglich mindestens eine halbe Stunde ein flotter Spaziergang oder regelmäßiges Fahrradfahren, wirkt günstig auf den Stoffwechsel, bringt den Kreislauf in Schwung und verbessert auch die Diabeteseinstellung.

Wie wirkt sich die Gewichtsabnahme auf den Blutzucker aus?

Je mehr ein übergewichtiger Diabetiker abnimmt, desto günstiger wirkt sich das auf seinen Stoffwechsel aus. Nicht selten erreichen die Patienten damit sogar normale Blutzuckerwerte. Am besten ist natürlich ein Normalgewicht. Aber das ist nur in wenigen Ausnahmefällen zu erreichen und daher kein realistisches Ziel. Wir wissen aber, daß oft schon eine Gewichtsabnahme von fünf bis zehn Kilogramm die Blutzuckerwerte deutlich senkt. Mit den richtigen Methoden ist eine solche Gewichtssenkung bei fast allen übergewichtigen Diabetikern möglich.

Kann ein Diabetes dann völlig verschwinden?

Nein. Bei übergewichtigen Typ-2-Diabetikern, bei denen die Krankheit erst kurze Zeit besteht, können sich die Blutzuckerwerte normalisieren, wenn sie ihre Ernährung konsequent umstellen und abnehmen. Wer aber in alte, ungesunde Ernährungsgewohnheiten zurückfällt, wird sofort einen Anstieg der Blutzuckerwerte erleben. Ein Typ-2-Diabetes läßt sich gut beherrschen, aber nicht heilen.

Wann muß der Typ-2-Diabetiker Insulin spritzen?

Zu Beginn der Erkrankung ist fast immer ausreichend eigenes Insulin vorhanden. Im weiteren Verlauf nimmt aber bei vielen Diabetikern die Insulinproduktion langsam ab, so daß etwa jeder dritte Typ-2-Diabetiker irgendwann einer Insulintherapie bedarf. Eine Behandlung mit Insulin ist dann unumgänglich, wenn der Blutzuckerspiegel trotz diabetesgerechter Ernährung, Gewichtsabnahme und maximaler Behandlung mit blutzuckersenkenden Tabletten nicht eingestellt werden kann. Liegen bereits Folgeschäden vor, dann sollte noch großzügiger und früher mit einer Insulintherapie begonnen werden. Die Behandlung selbst ist nicht mehr so schwierig, da es heute sogenannte Insulinpens oder Insulinfertigspritzen gibt. Bei diesen Spritzen entfällt das Insulinaufziehen, womit das Insulinspritzen einfacher und sicherer geworden ist.

Für die Insulintherapie werden Normalinsuline und Depotinsuline angeboten. Was ist der Unterschied?

Normal- oder Altinsulin ist ein rasch wirkendes Insulin. Seine Wirkung beginnt nach etwa einer halben bis einer Stunde, erreicht sein Maximum nach ein bis drei Stunden und ist nach fünf bis sechs Stunden abgeklungen. Damit Diabetiker nicht zu häufig spritzen müssen, wurden sogenannte Depot- oder Verzögerungsinsuline entwickelt. Sie beginnen nach ein bis zwei Stunden zu wirken und erreichen nach zwei bis sechs Stunden ihre Hauptwirkung. Die Wirkung hält maximal zehn bis zwölf Stunden an. Während Normalinsulin gut geeignet ist, den Insulinbedarf nach den Mahlzeiten zu decken, kann mit dem Verzögerungsinsulin vor allem der Basalbedarf, das heißt der Insulinbedarf ohne Essen, gesichert werden. Verzögerungsinsulin ist vor allem abends nötig, damit der Körper auch während der Nacht genügend Insulin zur Verfügung hat.

Um gleichzeitig sowohl einen raschen Wirkbeginn als auch eine Langzeitwirkung zu haben, können beide Insulinarten kombiniert werden. Bei vielen Typ-2-Diabetikern haben sich feste Mischungen, zum Beispiel 30 Prozent Normalinsulin und 70 Prozent Verzögerungsinsulin, bewährt. Eine so genau dosierte Insulingabe wie beim Typ-1-Diabetes ist für den Typ-2-Diabetiker nicht erforderlich, da der Körper meist noch eigene Insulinreserven hat, die eventuelle Schwankungen ausgleichen können.

Wann sollten Diabetiker zur Einstellung ihres Blutzuckers in ein Krankenhaus überwiesen werden?

Hierzu kann ich keine einheitliche Empfehlung geben. Grundsätzlich gilt, daß die Diabeteseinstellung soweit wie möglich ambulant und nur in begründeten Fällen stationär erfolgen sollte. Sinnvoll ist die stationäre Behandlung dann, wenn ein Typ-1-Diabetiker zum ersten Mal eingestellt oder wenn ein Typ-2-Diabetiker auf Insulin umgestellt wird. Selbstverständlich müssen auch Stoffwechselentgleisungen, die ambulant nicht mehr beherrschbar sind, so schnell wie möglich in der Klinik behandelt werden.

Können Hausärzte den Blutzucker auch gut einstellen?

Die Mehrzahl der Typ-2-Diabetiker wird in Deutschland von ihren Hausärzten betreut. Das wird auch so bleiben. Viele Hausärzte erfüllen diese Aufgabe trotz zunehmend schwieriger Rahmenbedingungen sehr engagiert und kompetent. Sicherlich sollten Hausärzte und Diabetesspezialisten in einigen Bereichen noch enger zusammenarbeiten. So kann ein Hausarzt beispielsweise nicht alle wünschenswerten Schulungen für Diabetiker anbieten und ist manchmal auch bei einer komplizierten Insulintherapie überfordert. Insgesamt gibt es bei der Diabetikerbetreuung im hausärztlichen Bereich deutliche Fortschritte. Richtig ist aber auch, daß manche Hausärzte und selbst Fachärzte den Typ-2-Diabetes immer noch verharmlosen und vernachlässigen. Das sollten Patienten nicht hinnehmen; unser Gesundheitssystem läßt glücklicherweise die Möglichkeit offen, zusätzlich die Meinung eines anderen Arztes oder Spezialisten einzuholen.

Kann Diabetes zu Langzeitschäden führen?

Ob Langzeitschäden auftreten, hängt entscheidend davon ab, wie gut der Blutzucker eingestellt ist, das haben viele Untersuchungen aus den vergangenen zwei bis drei Jahrzehnten bewiesen. Wer seinen Diabetes gut im Griff hat, kann sich weitgehend vor Komplikationen schützen. Wer die Behandlung dagegen vernachlässigt – leider ist dies immer noch bei sehr vielen Betroffenen der Fall –, muß unter Umständen bereits nach zehnjähriger Krankheitsdauer ernste Veränderungen am Augenhintergrund oder an den Nieren in Kauf nehmen. Bei Typ-2-Diabetikern, deren Erkrankung jahrelang unerkannt geblieben ist, können bereits bei Diagnosestellung erste Folgeschäden vorliegen.

Welche Langzeitschäden können auftreten?

Die Langzeitschäden beim Diabetes betreffen in erster Linie das Gefäß- und das Nervensystem. Typisch sind Veränderungen an den kleinen Blutgefäßen, z.B. in der Netzhaut der Augen oder der Nieren. Der schlecht eingestellte Diabetes kann aber auch die großen Arterien schädigen und letztlich die Entwicklung von Herzinfarkt, Schlaganfall und Durchblutungsstörungen der Beine nach sich ziehen.

Wenig bekannt sind die Spätschäden am Nervensystem, obwohl sehr viele Diabetiker davon betroffen sind. Die sogenannte Neuropathie äußert sich vor allem an den Füßen, z.B. als Taubheitsgefühl. Daneben kann aber auch das Nervensystem, das die inneren Organe versorgt, geschädigt sein.

Diabetiker leiden häufig unter Sehstörungen. Warum?

Sehstörungen bei Diabetikern können verschiedene Ursachen haben. Wenn die Blutzuckerwerte stark schwanken, kommt es zu Veränderungen des Flüssigkeitsgehalts der Augenlinse, was vor allem das Nahsehen beeinträchtigen kann. Diese Störung ist harmlos und bildet sich rasch zurück, sobald der Stoffwechsel stabilisiert ist.

Gefährlicher sind dagegen die Veränderungen der Blutgefäße am Augenhintergrund als Folge langfristig erhöhter Blutzuckerwerte. Sie können zu Blutungen in der Netzhaut führen. Mit leichten Gefäßveränderungen am Augenhintergrund müssen die meisten Diabetiker rechnen. Sie sind abhängig von der Güte der Blutzuckereinstellung, aber auch von der Krankheitsdauer. Manchmal können so schwere Schäden entstehen, daß die Sehleistung der Augen nachläßt, im schlimmsten Fall droht sogar eine Erblindung. Doch so weit muß es nicht kommen! Eine gute Stoffwechseleinstellung, jährliche augenärztliche Kontrollen und eventuell Laserbehandlung des Augenhintergrundes können in den meisten Fällen eine stärkere Beeinträchtigung verhindern.

Warum kommt es oft zu Nierenerkrankungen?

Auch bei der diabetischen Nierenerkrankung liegt die Ursache in Veränderungen der Blutgefäße. Das Ergebnis ist, daß die Nieren nicht mehr richtig arbeiten. Das kann bis zum völligen Nierenversagen gehen. Ein Nierenversagen entwickelt sich bei etwa jedem vierten Typ-2-Diabetiker.

Von ärztlicher Seite kann eine beginnende Nierenschädigung daran erkannt werden, daß der Betroffene vermehrt Eiweißkörper (Albumin) ausscheidet. Für die Früherkennung ist also die regelmäßige, etwa halbjährliche Untersuchung auf Albumin im Urin wichtig. Das kann heute jeder Diabetiker mit Hilfe spezieller Teststreifen selbst durchführen. Durch eine gute Stoffwechseleinstellung, eine konsequente Blutdruckbehandlung – die Blutdruckwerte müssen unter 140 / 90 mm Hg bleiben – und durch eine eiweißarme Ernährung kann das Fortschreiten einer diabetischen Nierenerkrankung deutlich verlangsamt werden; ein Nierenversagen kann verhindert werden oder entwickelt sich dann viel später.

Häufig leiden Diabetiker auch unter Bluthochdruck. Wie kommt das?

Man nimmt heute an, daß die Veranlagung für Typ-2-Diabetes und Bluthochdruck häufig gemeinsam vorkommen. Die meisten Typ-2-Diabetiker leiden vermutlich unter einem sogenannten «metabolischen Syndrom», d.h. unter einem Stoffwechselsyndrom. Man kann es am besten als Netzwerk oder Bündel von Stoffwechselstörungen beschreiben. Dazu gehören Übergewicht, Diabetes, Fettstoffwechselstörung, Störung der Blutgerinnung und Bluthochdruck. Diesem Syndrom liegt eine erbliche Veranlagung zugrunde, die vor allem bei Überernährung zum Vorschein kommt. Bereits zum Zeitpunkt der Diagnose des Typ-2-Diabetes findet sich bei rund 50 Prozent der Patienten gleichzeitig ein Bluthochdruck, der behandelt werden muß. Abgesehen von den Erbanlagen ist es nicht verwunderlich, daß zusätzlich ein Bluthochdruck auftritt: Das für Typ-2-Diabetiker so typische Übergewicht läßt auch den Blutdruck ansteigen.

Das «metabolische Syndrom», ein Netzwerk von Stoffwechselstörungen, erklärt vermutlich auch die häufigen Fälle von Arterienverkalkung (Arteriosklerose) bei Diabetikern?

Genau. Vor allem Typ-2-Diabetiker sind gefährdet. Bei ihnen kommen häufig Bluthochdruck, Fettstoffwechselstörungen, Übergewicht und Störungen der Blutgerinnung zusammen – alles Risikofaktoren für einen Herzinfarkt. Sie lassen sich in vielen Fällen schon vor Beginn des Diabetes feststellen. Zu diesem Zeitpunkt hat sich bereits bei bis zur Hälfte der Diabetiker eine frühe Arteriosklerose entwickelt. Es steht heute fest, daß Diabetiker zwei- bis sechsmal häufiger an Herzinfarkt und anderen Komplikationen der Arteriosklerose sterben als Nichtdiabetiker. Gleichzeitig wissen wir, daß der Prozeß der Gefäßverkalkung verlangsamt oder hinausgeschoben werden kann, wenn die Patienten konsequent behandelt und Risikofaktoren ausgeschaltet werden.

Apropos Fetteinlagerungen. Gibt es einen Zusammenhang zwischen hohem Blutzucker und erhöhten Fettwerten im Blut?

Ja. Gerade bei schlechten Blutzuckerwerten sind häufig auch die Werte für den Fettstoffwechsel gestört. Das betrifft bei den Fetten in erster Linie die sogenannten Triglyceride. Die Triglyceridwerte können bei schlecht eingestellten Typ-2-Diabetikern ganz erheblich ansteigen. Damit erhöht sich nicht nur das langfristige Risiko für Gefäßkrankheiten, die Triglyceride können auch die Insulinwirkung stören und damit ihrerseits die Blutzuckerwerte verschlechtern. Die Blutfette müssen daher überprüft werden. In vielen Fällen normalisieren sich die Blutfettwerte, wenn der Blutzucker besser eingestellt ist. Deshalb sollte man mit Medikamenten zurückhaltend sein. Sind aber erhöhte Blutfette nicht durch eine akute Stoffwechselentgleisung erklärbar und ist eine zusätzliche Fettstoffwechselstörung anzunehmen, dann muß selbstverständlich eine medikamentöse Therapie erwogen werden.

Wie hoch sollen die Blutfette sein?

Im nüchternen Zustand sollten die sogenannten Serumtriglyceride unter 150 mg / dl liegen. Der Cholesterinwert sollte idealerweise 200 mg / dl nicht überschreiten.

Auch das Nervensystem kann bei Diabetikern geschädigt werden. Warum?

Für die sogenannte Neuropathie (Nervenerkrankung) sind ebenfalls die erhöhten Blutzuckerwerte verantwortlich. Wie der hohe Blutzucker die Nerven schädigt, wissen wir aber nicht genau. Es kann sowohl das periphere als auch das autonome Nervensystem geschädigt werden. Das periphere Nervensystem steuert zum Beispiel die Wahrnehmung von Empfindungen und Schmerzen im Bereich der Füße. Das autonome Nervensystem versorgt innere Organe wie Herz, Magen, Darm, Blase und Geschlechtsorgane. Die typischen Symptome an den Füßen sind Kribbeln, Taubheitsgefühl, Gangunsicherheit, manchmal auch ein brennender Schmerz an den Fußsohlen. Längerfristig werden die Füße gefühllos für Druck, Schmerz, Kälte und Wärme. Das ist deshalb so gefährlich, weil die Patienten Verletzungen nicht bemerken und daraus Geschwüre entstehen können, die rasch versorgt werden müssen.

Die Störungen der autonomen Nervenfunktion sind nicht weniger problematisch. Sie können beispielsweise dazu beitragen, daß eine Angina pectoris, also eine akute, schmerzhafte Minderdurchblutung des Herzens, oder sogar ein Herzinfarkt nicht bemerkt wird. Eine autonome Neuropathie kann auch dazu führen, daß sich der Magen nicht mehr schnell genug entleert. Dadurch fallen die Blutzuckerwerte nach einer Mahlzeit ab, statt wie erwartet anzusteigen. Liegt eine Störung bei der Blasenentleerung vor, entwickeln sich viel leichter Harnwegsinfekte. Auch die bei diabetischen Männern nicht seltene Potenzstörung ist meist auf eine autonome Neuropathie zurückzuführen.

Die wirksamste Maßnahme bei den diabetischen Neuropathien ist eine gute Einstellung des Blutzuckerspiegels. Erst wenn damit kein Erfolg erzielt wird, sollte der Arzt zusätzliche Medikamente verschreiben. Die verfügbaren Wirkstoffe sind aber nur begrenzt wirksam und dürfen nicht unkritisch über längere Zeit eingenommen werden – was leider allzuoft passiert. Zum Thema Medikamente sollten die Patienten auf jeden Fall den Rat eines erfahrenen Diabetesexperten oder spezialisierten Neurologen einholen.

Warum ist sorgfältige Fußpflege für Diabetiker so wichtig?

Wenn der Fuß infolge von Nervenschäden seine Schmerzempfindung verliert, dann bleiben kleine Verletzungen leicht unbemerkt. Dadurch kann ein Geschwür entstehen, das sich in das Gewebe hineinfrißt und sogar bis zum Knochen vordringen kann. Typischerweise entwickelt sich ein Geschwür an den Zehen oder an den Stellen der Fußsohle, die erhöhtem Druck ausgesetzt sind. Solche diabetischen Fußkomplikationen enden leider auch heute noch allzuoft mit einer Amputation.

Das muß nicht sein! Eine gute und rechtzeitige Wundbehandlung kann neuropathische Geschwüre meist zur Abheilung bringen. Wichtig ist dabei die völlige Druckentlastung bzw. Ruhigstellung, eine optimale Wundpflege und eine Behandlung mit Antibiotika, falls zusätzlich eine Entzündung besteht. Eine unentbehrliche Voraussetzung für die Abheilung ist natürlich immer eine gute Diabeteseinstellung. Gestaltet sich die Behandlung eines diabetischen Fußproblems schwierig, dann sollte man nicht zögern, zusätzlich eine der speziellen Fußambulanzen für Diabetiker aufzusuchen.

Alle Schulungsprogramme für Typ-2-Diabetiker vermitteln auch genaue Anleitungen für die richtige Fußpflege. Hierzu gehört nicht zuletzt weiches, nicht zu enges Schuhwerk, das Druckbelastungen und Verletzungen vorbeugt.

Sind Diabetiker anfälliger für Infektionen als Gesunde?

Nur schlecht eingestellte Diabetiker haben ein höheres Risiko, an einer Infektion zu erkranken. Man beobachtet dann vor allem Pilzerkrankungen der Haut, Harnwegsinfekte und Infektionen der oberen Luftwege. Gut eingestellte Diabetiker mit weitgehend normalen Blutzuckerwerten erleiden nicht häufiger Infektionen als gesunde Menschen.

Beeinflußt Diabetes das Immunsystem?

Das Immunsystem ist bei Diabetikern nicht unmittelbar betroffen. Hohe Blutzuckerwerte (über 200 bis 250 mg/dl) können aber das Immunsystem schwächen und damit die Infektabwehr herabsetzen. Deshalb muß bei Infekten der Blutzucker nach Möglichkeit unter 200 mg/dl gesenkt werden, um die Heilung zu erleichtern.

Wie wirken sich Streß und psychische Belastungen auf Diabetiker aus?

Streß und psychische Belastungen können die Blutzuckerwerte verschlechtern. Allerdings werden die Auswirkungen meist überschätzt. Nicht selten dient der Hinweis auf «Streß» als eine Art Ausrede für einen allzu lockeren Umgang mit der Krankheit. Auf der anderen Seite kann Streß auch zur Folge haben, daß sich Diabetiker weniger um ihre Erkrankung kümmern und die richtige Behandlung vernachlässigen.

Dürfen Diabetikerinnen Hormonpräparate einnehmen, zum Beispiel die Anti-Baby-Pille?

Heute bestehen bei Diabetikerinnen keine grundsätzlichen Einwände mehr gegen die Einnahme von Anti-Baby-Pillen. Diese Frauen müssen aber zu Beginn der Einnahme darauf achten, daß es zu einem etwas höheren Insulinbedarf kommen kann. Wie sonst auch muß der verschreibende Arzt Nutzen und Risiko in jedem Fall sorgfältig abwägen.

Kann eine Schwangerschaft einen Diabetes auslösen?

Leider ja! Dies passiert viel öfter als angenommen. Mediziner sprechen dabei von einem Gestationsdiabetes, also dem erstmaligen Auftreten einer diabetischen Stoffwechselstörung im Verlauf einer Schwangerschaft. Die hormonelle Umstellung während der Schwangerschaft führt dazu, daß die Insulinwirkung abgeschwächt wird. Bei Frauen mit erblicher Belastung für die Zuckerkrankheit, erhöhtem Körpergewicht und einem Alter von über 30 Jahren kommt dies besonders häufig vor. In solchen Fällen sind regelmäßige Blutzuckerkontrollen empfehlenswert, die leider bisher nicht fester Bestandteil der Vorsorgeuntersuchungen für Schwangere sind.

Erhöhte Blutzuckerwerte in der Schwangerschaft sind gefährlich! Sie können zu einem zu schnellen Wachstum und zu Reifungsstörungen beim Kind und zu einer höheren Komplikationsrate bei der Entbindung führen. Typisch ist, daß die Kinder bei der Geburt zu groß und zu schwer sind (über vier bis viereinhalb Kilo) und meist per Kaiserschnitt geholt werden müssen. Deshalb ist es enorm wichtig, daß erhöhte Blutzuckerwerte während der Schwangerschaft umgehend behandelt werden. Die Schwangere muß ihre Ernährung umstellen und eventuell zusätzlich Insulin spritzen. Blutzuckersenkende Tabletten dürfen hingegen nicht eingenommen werden. Nach der Entbindung bessern sich die Blutzuckerwerte schnell, in den meisten Fällen verschwindet der Diabetes sogar. Allerdings bleibt ein erhöhtes Risiko bestehen, daß die Patientin später zuckerkrank wird.

Worauf muß eine Diabetikerin in der Schwangerschaft achten?

Egal, ob sie schon vorher Diabetikerin war oder sich der Diabetes erst während der Schwangerschaft entwickelt hat: Ihr Blutzucker muß unbedingt möglichst optimal eingestellt werden. Das heißt, es sollten Werte zwischen 60 und 120 mg/dl angestrebt werden. Dazu sind regelmäßige Blutzuckermessungen und zusätzliche Insulinspritzen erforderlich. Auch wenn sich die Schwangere auf eine Ernährungstherapie beschränkt, muß sie regelmäßig ihren Blutzucker messen. Wenn ein Diabetes bekannt ist, sollte schon vor der geplanten Schwangerschaft die Diabeteseinstellung optimiert werden. Wegen des erhöhten Risikos muß die Schwangere intensiv betreut werden – am besten von einem eingespielten Team aus Diabetesspezialisten und Gynäkologen.

Läßt sich frühzeitig erkennen, ob ein Kind zuckerkrank wird?

Es gibt heute tatsächlich Tests, mit denen Mediziner bereits die Vorphase der Erkrankung erkennen und damit das Auftreten des Diabetes vorhersagen können. Da es leider bisher keine wirksame Behandlung gibt, die den Diabetes verhindern oder verzögern kann, raten wir derzeit noch von einer solchen Untersuchung ab, wenn nicht besondere Gründe dafür sprechen. Dies könnte sich aber schon in wenigen Jahren ändern.

Wie gestaltet sich der Alltag von Zuckerkranken, dürfen sie zum Beispiel alle Berufe ausüben?

Ungeeignet sind alle Berufe, in denen bei einer eventuellen Unterzuckerung andere Menschen oder die Diabetiker selbst in Gefahr geraten: Busfahrer oder Piloten zum Beispiel. Ansonsten können Diabetiker praktisch jeden Beruf ausüben. Informationen über die Berufswahl hält der Deutsche Diabetiker Bund bereit. Das ist die größte Selbsthilfeorganisation von Diabetikern.

Dürfen Diabetiker Auto fahren?

Diabetiker, die kein Insulin spritzen, dürfen auf jeden Fall Auto fahren. Insulinspritzende Diabetiker benötigen, wenn sie die Führerscheinprüfung ablegen wollen, eine ärztliche Bescheinigung und müssen sich einem zusätzlichen Test unterziehen. Der betreuende Arzt muß bestätigen, daß der Patient gut geschult ist, die Therapieempfehlungen nachweislich einhält (zum Beispiel regelmäßig seinen Blutzucker mißt und die Ergebnisse protokolliert) und daß keine sonstigen Probleme vorliegen, die zur Fahruntüchtigkeit führen können (z.B. die fehlende Wahrnehmung von Unterzuckerungen). Weitere Auskünfte erteilen Führerscheinstellen und Gesundheitsämter oder können dem Ratgeber von Dr. H. Finck und L. Malcherczyk entnommen werden (siehe Literatur S. 184).

Welche Sportart sollten oder dürfen Typ-2-Diabetiker ausüben?

Typ-2-Diabetiker sollten sich ihrer Gesundheit zuliebe regelmäßig bewegen. Bei der Wahl der Sportart ist entscheidend, daß sie den Körper nicht übermäßig belastet und problemlos in den Alltag eingebunden werden kann. Besonders günstig sind daher regelmäßige Spaziergänge, Fahrrad fahren, Schwimmen, leichte Waldläufe oder Gymnastik. Abzuraten ist von extremen Belastungen, die zu einer Selbstgefährdung führen können, wie zum Beispiel Bergsteigen. Eine Unterzuckerung in einer solchen Situation könnte gefährliche Folgen haben.

Die meisten Typ-2-Diabetiker sollten dringend abnehmen. Raten Sie zu speziellen Diätformen?

Es gibt keine speziellen Diätformen, die klare Vorteile aufweisen. Wichtig ist, daß sich die Patienten realistische Ziele setzen und ihre Ernährung in einer Weise umstellen, die sich auch durchhalten läßt. Es gibt kein Patentrezept für eine Gewichtsabnahme und schon gar keine Wunderpille. Auch die neue «Anti-Fett-Pille» ist dabei nur begrenzt wirksam. Wir empfehlen meist eine Gewichtsabnahme von fünf bis zehn Kilogramm.

Das ist mit Geduld zu schaffen und reicht aus, um die Diabeteseinstellung deutlich zu verbessern. Dieses Ziel läßt sich am besten erreichen, wenn die Patienten ihre Ernährung schrittweise umstellen auf kalorienarme, fettarme und eher kohlenhydrat- und ballaststoffreiche Kost. Wie die Ernährung im einzelnen aussehen soll, muß jeder – mit Unterstützung durch eine Ernährungsfachkraft – für sich selbst festlegen. Schließlich müssen die Patienten in ihrem Alltagsleben damit klarkommen.

Bisher haben Diabetiker ihr Essen nach Broteinheiten portioniert. Neuerdings sollen sie mit Kohlenhydratportionen rechnen. Was ist der Unterschied?

Die Deutsche Diabetes-Gesellschaft hat kürzlich empfohlen, den althergebrachten Begriff der Broteinheit (BE) durch die Kohlenhydratportion zu ersetzen. Das ist nur eine Umbenennung. Die Kohlenhydratportion ist wie die alte BE eine Einheit, die helfen soll, die Kohlenhydrate abzuschätzen. Sie entspricht damit einer Menge von ca. 12 g Kohlenhydraten. Leider hat dieser neue Begriff vor allem bei älteren Diabetikern zu Verwirrung geführt. Wer bisher mit BE gerechnet hat, kann dies selbstverständlich auch in Zukunft tun.

Ist die Berechnung der Kohlenhydrate überhaupt sinnvoll?

Sie ist wichtig, um die Zufuhr von stärke- und zuckerhaltigen Nahrungsmitteln überblicken zu können. Sie nutzt aber wenig, wenn es um die Gewichtsabnahme geht. Die klappt am besten, wenn die Betroffenen die richtigen Lebensmittel auswählen. Vor allem sollten sie weniger Fett essen. Die Fixierung auf die Kohlenhydrate verführt aber dazu, zwar wenig Brot und Kartoffeln zu essen, sich dafür um so großzügiger mit fetten und eiweißreichen Speisen zu bedienen. Typisch für diese Haltung ist der reichliche Verzehr von Diabetiker-Süßwaren. Sie sind wegen ihres hohen Fett- und Kaloriengehalts für übergewichtige Diabetiker höchst ungeeignet.

Behandlung mit Medikamenten, die Früherkennung von Folgeschäden sowie die richtige Fußpflege. Was im Rahmen der Diabetikerschulung vermittelt werden soll und unter welchen Bedingungen Schulungen durchgeführt werden sollten, ist durch Richtlinien der Deutschen Diabetes-Gesellschaft festgelegt. Anerkannte Schulungszentren in Kliniken wie in Praxen erfüllen diese Voraussetzungen.

Auch nach einer guten Schulung brauchen Diabetiker regelmäßigen ärztlichen Rat. Wie oft sollten sie sich untersuchen lassen?

Es gibt heute eindeutige Empfehlungen, welche Untersuchungen in welchen Abständen bei Diabetikern durchgeführt werden sollen. Nachfolgend sind die wichtigsten aufgeführt:

- ▷ Der Hb_{A1c}-Wert als «Langzeitgedächtnis» des Blutzuckers sollte idealerweise vierteljährlich, in jedem Fall aber halbjährlich gemessen werden.
- ▷ Die Augen müssen jährlich vom Augenarzt untersucht werden, wenn bereits Spätschäden vorliegen, sogar öfter.
- ▷ Durch Messung der Albuminausscheidung (Eiweißkörper) im Urin kann eine beginnende Nierenschädigung erkannt werden. Wir empfehlen diese Untersuchung wenigstens zweimal im Jahr. Dafür gibt es inzwischen Teststreifen, die der Patient selber benutzen kann.
- ▷ Mindestens einmal pro Jahr sollten die Füße untersucht und gleichzeitig die Nerven und die Fußpulse geprüft werden.
- ▷ Gab es in der Vergangenheit bereits Fußprobleme, dann sollten die Füße sogar bei jedem Arztbesuch vorgezeigt werden.
- ▷ Ein EKG ist ebenfalls einmal jährlich erforderlich. Der Blutdruck sollte mehrmals pro Jahr gemessen werden.

Je nach Umständen können weitere Untersuchungen durchaus sinnvoll sein.

Es gibt seit kurzem einen «Gesundheitspaß Diabetes». Er dient dazu, an solche Untersuchungen zu erinnern und die Ergebnisse zu dokumentieren. Damit behalten die Diabetiker selbst einen Überblick über den Verlauf und den Stand ihrer Erkrankung und können diesen Paß auch bei anderen Gesundheitsproblemen vorlegen.

Es gibt mehrere Selbsthilfeorganisationen für Diabetiker. Sind sie eine Hilfe?

Unbedingt! Der Diabetes ist eine chronische Erkrankung, die alle Lebensbereiche betrifft und eine Vielzahl von Fragen und Problemen mit sich bringen kann. Neben einer guten Schulung und ärztlichen Betreuung kann der Erfahrungsaustausch mit Leidensgenossen besonders bei praktischen, aber auch seelischen Alltagsproblemen eine große Hilfe sein. Selbsthilfegruppen sind auch deshalb wichtig, weil Patientenverbände am ehesten in der Lage sind, die Interessen der Diabetiker gegenüber politischen Entscheidungsträgern zu vertreten. Damit können sie am besten sicherstellen, daß optimale Versorgungsstrukturen entstehen und daß auch in Zeiten begrenzter finanzieller Mittel eine gute medizinische Betreuung gewährleistet ist. Am besten ist es, sich nach örtlichen Selbsthilfegruppen zu erkundigen (siehe Adressen Seite 180).

Gibt es Medikamente, die den Blutzucker erhöhen?

Es gibt eine Reihe von Medikamenten, die den Blutzuckerspiegel beeinflussen können. Die stärkste blutzuckererhöhende Wirkung haben Cortison-Präparate, die in Tabletten- oder Spritzenform eingesetzt werden. Darunter kann es zu einer raschen und deutlichen Verschlechterung des Blutzuckerspiegels kommen. Wer dagegen cortisonhaltige Sprays inhaliert (z.B. bei Asthma) oder cortisonhaltige Salben oder Cremes verwendet, braucht in der Regel keinen Blutzuckeranstieg zu befürchten.

Daneben gibt es viele in Medikamenten enthaltene Wirkstoffe, die in Einzelfällen den Blutzucker verschlechtern können, wie z.B. bestimmte entwässernde Tabletten oder auch Betablocker, die für die Behandlung des Hochdrucks eingesetzt werden. Die Wirkung dieser Substanzen auf den Zuckerhaushalt ist aber meist so schwach, daß keine oder nur eine mäßige Blutzuckerverschlechterung beobachtet wird und deshalb keine zusätzlichen Maßnahmen erforderlich sind. Diabetiker, die wegen anderer Erkrankungen neue Medikamente verordnet bekommen, sollten ihren Arzt oder ihre Ärztin fragen, ob sie eine Auswirkung auf den Blutzucker befürchten müssen.

Vergleich der Wirkungen und Nebenwirkungen blutzuckersenkender Medikamente

	Sulfonylharnstoffe	**Metformin**	**Acarbose**	**Insulin**
Blutzuckersenkung	++	++	+	+++
Senkung des Blutzuckers nach Mahlzeiten	+	+	++	+++
Senkung des Nüchternblutzuckers	+	++	+	+++
Unterzuckerungsgefahr	+	–	–	++
Risiko einer Gewichtszunahme	++	–	–	++
Magen-Darm-Beschwerden	–	+	++	–
Nebenwirkungsrisiko insgesamt	+	++	–	+
Anwendung bei Begleiterkrankungen	+	–	++	++
Anwendung im hohen Alter	+	–	++	+

+++ stark wirksam
++ gut wirksam, hoch
+ (schwach) wirksam
– fehlt, nein

2 KLEINE ERNÄHRUNGSLEHRE

Das sollten Sie vorab wissen

Die Nahrungspyramide

Das kennen Sie sicher auch: Empfehlungen von Ernährungsexperten klingen häufig abstrakt. Die US-Gesundheitsbehörde hat sich etwas Einfaches und Prägnantes ausgedacht, um die Empfehlungen zu veranschaulichen: die Nahrungspyramide. Sie zeigt, wie man sich rundum gesund ernährt. Der breite Sockel enthält die Lebensmittel, von denen wir reichlich essen sollten, sozusagen das Fundament der gesunden Ernährung. Je

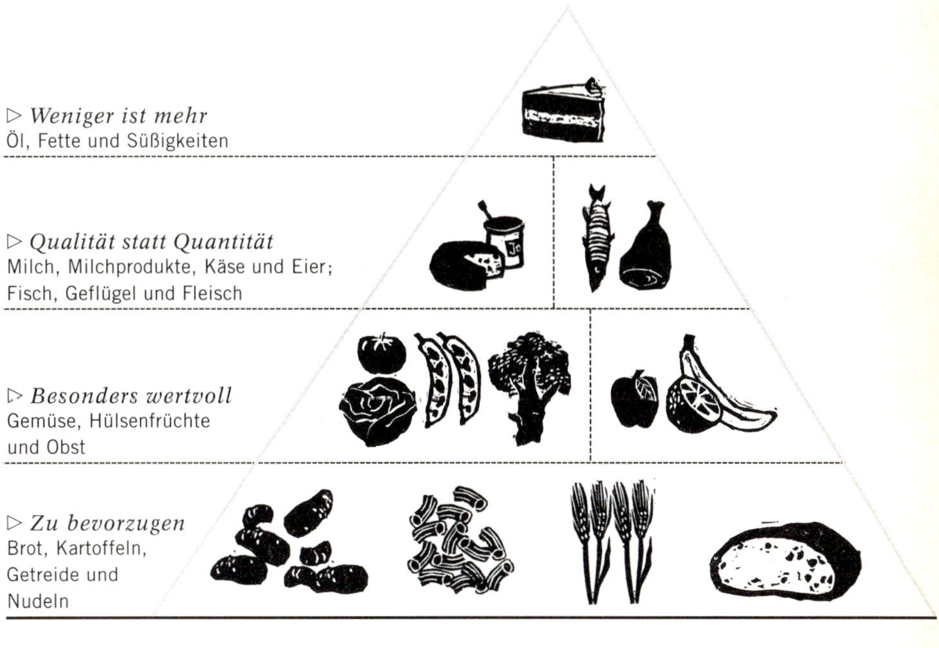

kleiner das Feld in der Pyramide ist, desto sparsamer sollten Sie mit den jeweiligen Lebensmitteln umgehen. Schauen Sie selbst, wie viele leckere Sachen Sie in der unteren Hälfte der Pyramide finden! Verblüffend: Die Dickmacher von gestern sind die Schlankmacher von heute – und das gilt weltweit, in den USA wie in Europa.

Getreide, Brot, Nudeln und Kartoffeln

Die in Getreide, Brot, Nudeln und Kartoffeln enthaltene Stärke und die Ballaststoffe halten länger satt als fett- und eiweißreiche Gerichte. Sie lassen den Heißhunger und Stimmungstiefs durch Blutzuckerabfall erst gar nicht aufkommen. Ein Teil der Stärke ist Nahrung für unsere Darmflora, die daraus bestimmte Stoffe bildet, die uns vor Krebs schützen können.

►► *Wichtig für Diabetiker:* Bei diesen Lebensmitteln nicht wahllos zulangen, sondern die Portionen begrenzen.

Nach Herzenslust: Gemüse und Hülsenfrüchte

Frisches Gemüse ist der absolute Favorit bei der Vorbeugung gegen Krankheiten. Dafür gibt es Gründe: Blätter, Knollen und Wurzeln sind selbst in großen Mengen kalorienarm und ballaststoffreich. Ihr Gehalt an Vitaminen und bioaktiven Substanzen (z.B. Flavonoiden) schützt vor Herz-Kreislauf- und Krebserkrankungen. Ob Gemüse roh oder kurz gedünstet gegessen wird, bleibt Geschmackssache, Hauptsache abwechslungsreich!

Hülsenfrüchte sollten wieder in Mode kommen! Sie sind reich an Eiweiß, Kohlenhydraten (Stärke), Vitaminen und Mineralstoffen sowie vielen bioaktiven Substanzen, z.B.: Ballaststoffe! Sie aktivieren den Darm, machen satt und wirken sich günstig auf den Blutzucker- und Cholesterinspiegel aus.

Frisches Obst: ideal als Zwischenmahlzeit

Obst schützt vor Herz- und Gefäßkrankheiten, denn es sichert den Bedarf an den Vitaminen C und Beta-Carotin und stärkt damit die Abwehrkräfte. Ballaststoffe wirken günstig auf den Blutzucker- und Cholesterinspiegel, Kalium reguliert den Blutdruck. Der optimale Schnell-Imbiß: frisches Obst.

▸▸ *Wichtig für Diabetiker:* Nicht Obst nach Herzenslust! Denken Sie daran, Obst enthält viel Zucker! Zwei bis drei Stück Obst über den Tag verteilt sind optimal.

Qualität statt Quantität: Milch, Milchprodukte, Käse und Eier

Als Durstlöscher ist Milch zu kalorienreich – die Hälfte ihrer Kalorien stammt vom Fett. Doch weil erstklassiges Eiweiß, viel Calcium und Magnesium darin stecken, ist gut ein Viertelliter fettarme Milch pro Tag empfehlenswert. Von diesen wichtigen Stoffen profitiert auch, wer Quark, Joghurt oder Käse ißt bzw. Buttermilch oder Kefir trinkt. Ab und zu ein Ei ist in Ordnung, mehr als 2 bis 3 pro Woche sollten es aber nicht sein, mit erhöhtem Cholesterinspiegel ist höchstens ein Sonntagsei erlaubt. Und: Wer auf Fleisch verzichtet, darf sich bei fettarmen Milchprodukten einen Nachschlag genehmigen.

Qualität statt Quantität: Fisch, Geflügel und Fleisch

Wann immer möglich, nehmen Sie Seefisch: wegen seines Jodgehalts und weil der Mineralstoff Selen unser Immunsystem schützt. Ab und zu darf auch ein fetter Fisch, z.B. Lachs, Makrele oder Hering auf den Tisch kommen, denn das Fett der Fische ist reich an lebensnotwendigen, mehrfach ungesättigten Fettsäuren. Die sogenannten Omega-3-Fettsäuren (siehe Seite 58) senken das Risiko, an Herzleiden und Rheuma zu erkranken. Achten Sie bei Geflügel und Fleisch auf Spitzenqualität, und steigen Sie auf kleine Portionen um. Wurst, Schinken und Pasteten nur in kleinen Mengen und gelegentlich essen, dann aber auch die beste Qualität wählen.

Weniger ist besser: Öl, Fette und Süßigkeiten

Pflanzliche Öle (wie z.B. Distel-, Oliven-, Raps-, Sonnenblumen- und Weizenkeimöl) helfen am besten, den Fettstoffwechsel zu regulieren. Mit tierischen Fetten, also Speck, Schmalz, Butter, Sahne und auch mit Kokosfett (!) sparsam umgehen, denn sie enthalten sehr viel gesättigte Fettsäuren, die die Blutgefäße und den Körper belasten.

►► *Wichtig für Diabetiker:* In der modernen Diabeteskost ist Zucker nicht mehr verboten. Er sollte aber nur in kleineren Mengen und dann in «verpackter» Form, wie zum Beispiel in Kuchen, verzehrt werden. Trotz der gelockerten Ernährungsvorschriften ist es besser, den Zucker in Getränken durch Süßstoff zu ersetzen. Dadurch werden Kalorien eingespart und das oft vorhandene Übergewicht abgebaut. Ab und zu ein Stückchen Schokolade schadet nicht, mit Zucker gesüßte Getränke hingegen erhöhen sofort den Blutzucker.

Die Grundnährstoffe

Welche Nährstoffe braucht der Mensch?

Wußten Sie, daß Ihr Körper im Laufe Ihres Lebens etwa 60 Tonnen Lebensmittel verarbeitet? Die Lebensmittel werden auf dem Weg durch den Verdauungskanal in einzelne Bestandteile, die Nährstoffe, zerlegt. Der Körper setzt sie als Brenn-, Bau- oder Reglerstoffe ein. Diese Leistungen des Körpers nennt man Stoffwechsel.

Die Nährstoffe im Überblick:

▷ Kohlenhydrate	
▷ Fette	liefern Energie
▷ Eiweiß	
▷ Mineralstoffe (Mengen- und Spurenelemente)	
▷ Vitamine	liefern keine Energie
▷ Wasser	
▷ Ballaststoffe	

Nährstoffe sind lebensnotwendig! Darüber hinaus enthält die Nahrung Stoffe, die zwar nicht lebensnotwendig, aber für unsere Sinne und für unsere Gesundheit gut sind (Duft-, Würz- und Farbstoffe, sogenannte sekundäre Pflanzenstoffe).

Kohlenhydrate: Die optimale Energiequelle

Kohlenhydrate sind lebensnotwendig – als Brennstoff liefern sie Energie für den Körper und «Nahrung» für die Gehirntätigkeit. Zwar kann der Körper auch aus Fett und Eiweiß Energie gewinnen, doch die Kohlenhydrate sind die Energiequelle erster Wahl. Gemeinsam mit wasserlöslichen Vitaminen und Mineralstoffen übernehmen sie auch Funktionen als Baustoffe. Kohlenhydrate kommen hauptsächlich in pflanzlichen Lebensmitteln vor, weniger in tierischen.

Auch **Ballaststoffe** (wie die Zellulose) gehören zu den Kohlenhydraten. Sie sind unverdaubar und wirken gerade dadurch positiv auf den Stoffwechsel: Ballaststoffe lindern Darmprobleme, Fettstoffwechselstörungen und sorgen dafür, daß der **Blutzuckerspiegel** nicht zu schnell und zu stark ansteigt.

Was haben Kohlenhydrate mit Zucker zu tun?

Kohlenhydrate sind – sehr vereinfacht ausgedrückt – aus unterschiedlich geformten Zuckerbausteinen zusammengesetzt. Je nachdem, wie viele Bausteine eine Kette bilden, spricht man von:

- ▷ **Einfachzuckern oder Monosacchariden** (sie lassen sich nicht weiter in kleinere Zuckermoleküle aufspalten), z.B. Fruchtzucker (als Fruktose in Früchten) oder Traubenzucker (als Glukose in Früchten und Honig); sie werden von der Darmwand gleich resorbiert (aufgenommen) und gelangen sofort ins Blut.
- ▷ **Zweifachzuckern oder Disacchariden:** z.B. (Rohr- und Rübenzucker (als Saccharose in Haushaltszucker), Malzzucker (als Maltose in Keimen und Sprossen) sowie Milchzucker (als Laktose in der Milch); sie werden im Mund (Speichel) und überwiegend im Dünndarm durch bestimmte Enzyme zu Einfachzucker umgewandelt und in die Blutbahn geschickt.
- ▷ **Oligosacchariden oder Mehrfachzuckern:** bestehen aus drei bis zehn einfachen Zuckermolekülen.
- ▷ **Vielfachzuckern oder Polysacchariden** (sind aus langen Ketten einfachen Zuckers aufgebaut) wie Stärke, Dextrine und Ballaststoffe, sind in Getreide und Getreideprodukten, Hülsenfrüchten und Kartoffeln enthalten. Polysaccharide müssen vom Organismus in langwieriger Arbeit abgebaut werden, um ins Blut zu gelangen; dadurch halten Lebensmittel mit diesen Inhaltsstoffen lange satt. Man bezeichnet sie auch

als **komplexe Kohlenhydrate**. Sie sind häufig mit anderen Nährstoffen wie Vitaminen, Mineralstoffen, Eiweiß und Fett zusammengepackt. In tierischen Lebensmitteln ist Glykogen, die Speicherform des Traubenzuckers im Organismus, enthalten.

In welchen Lebensmitteln stecken die besten Kohlenhydrate?

Bevorzugen Sie Getreide, Getreideprodukte (Vollkornbrot, -nudeln, -flocken, -reis), Gemüse, Obst, Kartoffeln und Hülsenfrüchte. Diese Lebensmittel liefern nicht nur viel Stärke und Ballaststoffe, sondern gleichzeitig reichlich Vitamine und Mineralstoffe. Als Diabetiker müssen Sie beim Obst aber beachten, daß es Zucker (Fruchtzucker und Saccharose) enthält, die schnell resorbiert werden und den Blutzuckerspiegel steigen lassen.

Welche kohlenhydrathaltigen Lebensmittel sollte ich eher meiden?

Für Gesunde gilt: Natürlich sollte man (Einfach-) Zucker und (Einfach-) zuckerhaltige Nahrung und Getränke wie z.B. Pralinen, Bonbons, Liköre, Cola-Getränke und Limonaden nicht regelmäßig und nicht in größeren Mengen konsumieren. Sie bringen ernährungsmäßig wenig – vielleicht aber etwas Trost für die Seele (Schokolade z.B. enthält einen Inhaltsstoff, der beruhigend wirkt und die Stimmung hebt).

►► *Für Diabetiker gilt:* Schränken Sie soweit wie möglich die gerade genannten Lebensmittel ein. Wenn Sie allerdings ab und zu (z.B. außer Haus) kleinere Mengen dieser Süßprodukte essen (anstelle einer üblichen Zwischenmahlzeit), brauchen Sie in der Regel keine Stoffwechselverschlechterung zu befürchten.

Wieviel Gramm Kohlenhydrate sollte man täglich essen?

Sie erinnern sich an die Nahrungspyramide auf Seite 43: Kohlenhydratreiche Lebensmittel bilden den breiten Sockel, die Grundlage der Ernährung. Das weist darauf hin, welchen Stellenwert die Kohlenhydrate haben: 50 bis 60 % der täglichen Kalorien sollten aus Kohlenhydraten stammen, so die Empfehlung der Deutschen Gesellschaft für Ernährung (DGE). Für den übergewichtigen Typ-2-Diabetiker entspricht dies 150–250 g Kohlenhydraten.

Diese Menge steckt z. B. in folgenden Lebensmitteln:

Lebensmittel	**Kohlenhydrate (ca. Gramm)**
3 Scheiben Vollkornbrot (ca. 150 g)	58
75 g Naturreis (roh) ODER 75 g Nudeln (roh)	55
150 g Kartoffeln (entspricht jeweils 1 Portion)	22
250 g Gemüse (1 Portion) (z. B. Porree)	8
1 Portion Salat (z. B. Gartenkresse; ca. 75 g)	2
200 g Obst (z. B. 2 Äpfel)	22
200 g frische Aprikosen	16
1/4 l fettarme Milch (1,5 % Fett)	12
1 Scheibe Knäckebrot	5
	200 Gramm

Auch in den folgenden – allerdings nicht empfehlenswerten – Lebensmitteln stecken zusammen 200 Gramm Kohlenhydrate:

Lebensmittel	**Kohlenhydrate (ca. Gramm)**
1 kleine Flasche Cola (0,33 l)	36
1 Stück Sachertorte (ca. 200 g)	100
1 Tüte Bonbons (Hartkaramellen, 50 g)	49
3 gestr. TL Zucker (15 g)	15
	200 Gramm

Warum sind Ballaststoffe so nützlich?

Chemisch gehören Ballaststoffe zur Gruppe der Kohlenhydrate. Es gibt **Ballaststoffe** wie Zellulose und Lignin, die in Gemüse, Obst, Kartoffeln, Getreide und Hülsenfrüchten vorkommen.

Andere **Ballaststoffe** wie die Pektine findet man hauptsächlich im Obst, besonders stark vertreten in Äpfeln, Zitrusfrüchten, Bananen und Quitten. Sie kommen unter anderem auch in Mohrrüben, im Getreide, besonders in Hafer, Gerste, Roggen, Reis und Hülsenfrüchten vor.

Generell gilt: Ballaststoffreiche Kost muß gut gekaut werden; die Ballaststoffe quellen im Magen und Darm, beanspruchen viel Raum, und sie werden beim Verdauungsprozeß nicht gespalten (sind also unverdaubar); das verschafft uns ein lang anhaltendes Sättigungsgefühl.

Wer abnehmen will oder sein Gewicht halten möchte, sollte besonders auf Lebensmittel mit einem hohen Anteil an Ballaststoffen achten. Ballaststoffe wirken auch gegen Verstopfung, denn sie halten den Darm in Bewegung, dadurch beugen sie Darmkrebs vor. Einige Komponenten (z.B. aus Haferkleie) können freie Gallensäuren binden. Wenn diese Gallensäuren dem Körper entzogen werden, trägt das dazu bei, den Cholesterinspiegel zu senken. Weil bei vielen Diabetikern die Blutgefäße bereits geschädigt sind, können sie sich hohe Cholesterinwerte nicht leisten. Denn überschüssiges Cholesterin kann sich in den Blutgefäßen leicht ablagern. Dadurch steigt das Herzinfarktrisiko an.

▸▸ Ballaststoffe tragen dazu bei, daß der Blutzuckerspiegel nicht zu stark ansteigt, denn die Glucose (Traubenzucker) wird aus den faserreichen Lebensmitteln im Darm sehr langsam herausgelöst. So dauert es viel länger, bis die Glucose in das Blut übergeht. Die Bauchspeicheldrüse braucht nicht so viel Insulin auszuschütten.

Übrigens: Wer viel Vollkornbrot, Beerenobst oder Äpfel und andere Lebensmittel ißt, die von Natur aus ballaststoffreich sind, braucht keine isolierten Ballaststoffe, wie sie in Kleie oder Pektintabletten enthalten sind.

In welchen Lebensmitteln sind viele Ballaststoffe enthalten?

Vor allem in Vollkornerzeugnissen wie Vollkornbrot, -brötchen, -knäckebrot, -flocken aus allen Getreidearten, in Weizen-, Gerste- und Haferkleie, in Hülsenfrüchten, in frischem Gemüse, Kartoffeln und Obst.

Wieviel Gramm Ballaststoffe sollten es täglich sein?

Mindestens 30 Gramm Ballaststoffe, sagt die Deutsche Gesellschaft für Ernährung. Diese Menge erreichen Sie beispielsweise mit 150 g Vollkornbrot (= 12 g Ballaststoffe), 250 g rohen Kartoffeln (= 5 g Ballaststoffe), 100 g Hülsenfrüchte (roh gewogen, beispielsweise weiße Bohnen = 17 g Ballaststoffe) und zwei Äpfeln (250 g) (= 5 g Ballaststoffe).

Was sind Zuckeraustauschstoffe?

Zuckeraustauschstoffe schmecken süß, lassen sich wie Haushaltszucker verwenden und erhöhen den Blutzuckerspiegel langsamer. Kalorienfrei sind sie aber – im Gegensatz zu den Süßstoffen – nicht: sie enthalten zwischen 2 und 4 Kilokalorien proGramm. Problematisch sind spezielle Produkte für Diabetiker, die zwar Zuckeraustauschstoffe, aber auch viel Fett und damit viele Kalorien enthalten. Ein weiterer Nachteil von Zuckeraustauschstoffen und Produkten, die daraus hergestellt werden: In größeren Mengen aufgenommen, können sie zu Blähungen führen oder sogar Durchfall auslösen. ►► Aus diesen Gründen gelten Zuckeraustauschstoffe für Typ-2-Diabetiker eigentlich als überflüssig und sind nicht mehr zu empfehlen.
Die wichtigsten Zuckeraustauschstoffe sind:

▷ Fruchtzucker,
▷ Sorbit,
▷ Xylit,
▷ Mannit,
▷ Isomalt,
▷ Maltit.

Was sind Süßstoffe?

Süßstoffe sind kalorienfrei und süßen deutlich stärker als Zucker. Sie sind nicht nur für Diabetiker, sondern für alle Verbraucher geeignet, die abnehmen und ihre Zähne vor Karies schützen wollen.

Folgende Süßstoffe sind auf dem europäischen Markt:

Saccharin

Vom menschlichen Organismus wird Saccharin langsam aufgenommen, aber nicht verwertet. Ein Gramm Saccharin ist so süß wie 300 bis 500 Gramm Haushaltszucker. Saccharin ist gut lagerfähig und eignet sich hervorragend zum Kochen und Backen.

Cyclamat

Cyclamat ist 30mal süßer als Haushaltszucker und hat damit die geringste Süßkraft unter den Süßstoffen. Aufgrund seiner guten Stabilität, Koch- und Backfähigkeit findet es breite Anwendung in Lebensmitteln und Getränken, besonders in Kombination mit Saccharin.

Aspartam

Die Süßkraft von Aspartam ist etwa 200mal höher als die von Haushaltszucker, es ist allerdings nicht koch- und backfest. Personen, die an der seltenen Stoffwechselkrankheit Phenylketonurie leiden, dürfen Aspartam nicht verwenden, da es den für sie unverträglichen Eiweißbaustein Phenylalanin enthält.

Acesulfam-K

Dieser Süßstoff ist etwa 130- bis 200mal süßer als Haushaltszucker. Er kann zum Kochen und Backen verwendet werden.

Thaumatin

Thaumatin ist ein kalorienarmer Eiweiß-Süßstoff und Geschmacksverstärker. Er ist ca. 2000- bis 3000mal süßer als Zucker. Die Wahrnehmung der Süße tritt verzögert auf, bleibt aber länger erhalten als bei anderen Süßstoffen und hinterläßt einen lakritzähnlichen Nachgeschmack. Thaumatin ist zum Kochen und Backen nicht geeignet!

Neohesperidin DC

Dieser Süßstoff ist kalorienfrei und etwa 400- bis 600mal süßer als Zucker. Auch er hat in höheren Konzentrationen einen lakritzähnlichen Nachgeschmack. Neohesperidin DC ist hitzebeständig.

Wie sollten Süßstoffe dosiert werden?

Immer wieder wird behauptet, daß Süßstoffe Krebs auslösen können. Dies ist auf eine Meldung aus den USA zurückzuführen. Dort wurde bei Ratten nach außergewöhnlich hohen Süßstoffgaben Blasenkrebs festgestellt. Die Rechtsgrundlage in den USA verlangt, daß in solchen Fällen ein Stoff verboten werden muß. Bei uns wurde zu keiner Zeit ein Süßstoffverbot ausgesprochen, da langjährige Untersuchungen verschiedener Krebsforschungsinstitute keine negativen Auswirkungen nachweisen konnten.

Eiweiß zählt ebenfalls zu den Grundnährstoffen. Welche Funktion hat Eiweiß?

Eiweiß (auch Protein genannt) liefert Baumaterial für die menschlichen Zellen, Muskeln, Organe und das Blut. Und es liefert ebenfalls Energie.

Können andere Nährstoffe das Eiweiß ersetzen?

Nein, Eiweiß ist unersetzlich. Es besteht aus kleinen Bausteinen, den Aminosäuren, von denen zwanzig verschiedene beim Menschen wichtig sind. Zwölf davon kann der Körper selbst aufbauen, die restlichen acht nicht. Sie sind daher lebensnotwendig (= essentiell) für uns und müssen durch eiweißhaltige Lebensmittel zugeführt werden.

Welche Lebensmittel sind reich an Eiweiß?

Man unterscheidet tierisches von pflanzlichem Eiweiß. **Tierisches Eiweiß** ist enthalten in Fleisch und Fleischwaren, in Fisch und Fischprodukten, Milch und Milchprodukten wie Käse, Quark, Joghurt, Dickmilch, Kefir sowie Eiern. **Pflanzliches Eiweiß** kommt in Getreide und allen Getreideprodukten, Kartoffeln, Gemüse, Hülsenfrüchten (z.B. Linsen, Erbsen, Sojabohnen) und Nüssen vor. Tierisches Eiweiß ist von der Aminosäurezusammensetzung her höherwertig als pflanzliches Eiweiß. Doch auch über pflanzliches Eiweiß in Verbindung mit anderen eiweißhaltigen Lebensmitteln können wir unseren Eiweißbedarf decken. Deshalb reichen 2 bis 3 Fleischmahlzeiten pro Woche vollkommen aus! An den anderen Tagen bekommen wir mit vegetarischen Gerichten und Fisch genügend Eiweiß zugeführt. Außerdem besteht hierzulande absolut kein Eiweißmangel; ganz im Gegenteil: im Durchschnitt essen wir doppelt soviel Eiweiß wie empfohlen wird!

Wieviel Gramm Eiweiß täglich sind empfehlenswert?

Die Deutsche Gesellschaft für Ernährung spricht sich für 50 bis 60 Gramm am Tag aus (oder anders ausgedrückt: 0,8 Gramm Eiweiß pro Kilogramm Körpergewicht), wobei pflanzliches Eiweiß immer – auch beim Gesunden – bevorzugt werden sollte. Denn in Fleisch, Wurst und Eiern stecken auch unerwünschte Begleitstoffe, z.B. Cholesterin, Purine, Fett und Salz.

Ein Beispiel für eine tägliche, empfehlenswerte Eiweißaufnahme:

Lebensmittel	**Eiweiß (ca. Gramm)**
1/4 l fettarme Milch (1,5 % Fett)	8
125 g Rindfleisch (1 Portion) ODER 150 g Seefisch (1 Portion)	24
	32 g tierisches Eiweiß
2 Scheiben Vollkornbrot (100 g)	7
250 g Kartoffeln, roh (1 Portion)	5
80 g Hülsenfrüchte (1 Portion)	18
75 g Kopfsalat (1 Portion)	1
100 g Bananen (1 kleine)	1
250 g Äpfel (2 mittelgroße)	1
	33 g pflanzliches Eiweiß, 65 g Gesamteiweiß

Denken Sie daran: Zweimal wöchentlich eine kleine Portion Fleisch von maximal 150 Gramm ist ausreichend. Achten Sie aber darauf, daß Sie zweimal wöchentlich Seefisch essen. Denn Fisch liefert nicht nur hochwertiges Eiweiß, sondern auch Jod und bestimmte, für den Körper sehr wertvolle Fette.

Neben Kohlenhydraten und Eiweiß ist Fett ein bedeutender Nährstoff für den Körper. Warum?

Fett ist der größte Energiespender und Betriebsstoff für den Körper. Es liefert neben den fettlöslichen Vitaminen auch lebensnotwendige Fettsäuren. Außerdem ist es Träger von Geschmackstoffen – deshalb essen wir fettreiche Lebensmittel so gern!

Es dient als Energiespeicher und schützt als «Verpackungsmaterial» innere Organe wie Nieren, Leber und das Herz gegen Verletzungen.

Was ist Fett eigentlich?

Nahrungsfette sind sogenannte Triglyceride. Das bedeutet: Drei Fettsäuren sind mit einem Grundgerüst aus Glycerin verbunden. Weitere Bestandteile wie die fettlöslichen Vitamine (A, D, E und K), Farb- und Aromastoffe und Antioxidantien (die das Fett vor der Oxidation, d.h. dem Verderb durch Sauerstoffeinwirkung, schützen sollen) sowie Cholesterin und pflanzliche Sterine sind mit dem Nahrungsfett gekoppelt.

Vorsicht: Fett ist geballte Energie

«Fettnäpfchen» haben es in sich: Fett ist der Brennstoff mit den meisten Kalorien; es enthält mehr als doppelt soviel wie Kohlenhydrate und Eiweiß. Wer abnehmen möchte oder sollte (was bei den meisten Typ-2-Diabetikern der Fall ist), muß deshalb das Fett genau beachten.

Das ist oft leichter gesagt als getan! Daß Butter, Margarine oder Öl Fette liefern, weiß jeder. Aber haben Sie schon einmal darüber nachgedacht, wieviel Fett sich in Wurst, Käse, Schokolade, Nüssen, Kuchen und Sahne versteckt? Wer sich diese «versteckten» Fette bewußtmacht, lebt leichter.

Was hat es mit den verschiedenen Fettsäuren auf sich?

Die Fette unterscheiden sich durch die Zusammensetzung der Fettsäuren. Jede Fettsäure ist eine Kette aus Kohlenstoffteilchen (Atome), die einfach oder doppelt miteinander verknüpft sind. Nach der Anzahl der Doppelbindungen unterscheiden Fachleute zwischen gesättigten Fettsäuren (ohne Doppelbindungen) und ungesättigten Fettsäuren (mit einer oder mehreren Doppelbindungen).

Gesättigte Fettsäuren

Sie belasten den Körper, wenn wir zuviel davon essen: Sie lassen Blutfette und Cholesterinwerte steigen und erhöhen damit das Risiko einer Herz-Kreislauf-Erkrankung. Vor allem tierische Fette wie Butter, Sahne, Schmalz, Talg und Speck enthalten gesättigte Fettsäuren, aber auch die versteckten Fette in der Wurst, im Käse und in der Milch. Doch Vorsicht: Auch in einigen (insbesondere festen) pflanzlichen Fetten finden sich reichlich gesättigte Fettsäuren. Hierzu gehören Kokosfett, Palmkernfett (Plattenfette) oder gehärtete Pflanzenöle. Derartige Fette verwendet die Lebensmittelindustrie zur Herstellung von Gebäck, Süßwaren und Fertiggerichten.

Einfach und mehrfach ungesättigte Fettsäuren

Sie sind für unseren Körper sehr wertvoll; denn sie führen im Gegensatz zu den gesättigten Fettsäuren zu einer Senkung des Cholesterinspiegels! Eine wichtige mehrfach ungesättigte Fettsäure, die Linolsäure, ist für den menschlichen Organismus unentbehrlich: Sie kann von unserem Organismus nicht selbst hergestellt (deshalb: essentielle Fettsäure) und muß über die Nahrung zugeführt werden. Ungesättigte Fettsäuren kommen hauptsächlich in pflanzlichen Lebensmitteln vor, v.a. in pflanzlichen Ölen. Olivenöl und Rapsöl sind besonders reich an einfach ungesättigten Fettsäuren, während in Sojaöl, Sonnenblumenöl, Distel-, Weizenkeimöl die mehrfach ungesättigten Fettsäuren überwiegen. Eine Ausnahme gibt es aber auch hier: Fischfett enthält mehrfach ungesättigte Omega-3-Fettsäuren.

Fettsäurenzusammensetzung von Nahrungsfetten

Fettsäuren in 100 g Lebensmitteln

	mehrfach ungesättigte Fettsäuren in g	**einfach ungesättigte Fettsäuren in g**	**gesättigte Fettsäuren in g**
Butter	3	21	50
Schweineschmalz	11	42	41
Kokosfett	1	7	88
Olivenöl	9	72	15
Maiskeimöl	51	31	13
Sonnenblumenöl	61	22	12
Weizenkeimöl	66	15	17
Leinöl	69	17	10
Distelöl	75	11	9

Nach: Deutsche Gesellschaft der Ernährung e.V. (Hrsg.): Die Deutsche Gesellschaft für Ernährung informiert; Infothek: Diätetik, Essen und Trinken bei Fettstoffwechselstörungen, 1998

Wie ernährt man sich cholesterinbewußt?

- ▷ Eine cholesterinarme Ernährung ist eine fettarme Ernährung! Wußten Sie, daß wir im Durchschnitt pro Tag etwa 130 Gramm Fett essen, während die Deutsche Gesellschaft für Ernährung (DGE) nur 70 bis 80 Gramm pro Tag empfiehlt? Das liegt daran, daß die meisten von uns zu viele fettreiche und zuwenig kohlenhydratreiche Lebensmittel essen. Drehen Sie den Spieß einfach um: Essen Sie reichlich Vollkorn-Getreideprodukte, Gemüse und Salat! Dann essen Sie automatisch weniger Fettbomben und versteckte Fette. Denken Sie an die Nahrungspyramide.
- ▷ Ersetzen Sie tierische Fette weitgehend durch pflanzliche Öle, die reich an ungesättigten Fettsäuren sind. Verwenden Sie z. B. für Salatsaucen Oliven-, Sonnenblumen- oder Distel- bzw. Safloröl. Diese Öle enthalten einfach und mehrfach ungesättigte Fettsäuren.

Eine fettbewußte Ernährung ist nicht nur wichtig für diejenigen, die bereits erhöhte Cholesterin- und Blutfettwerte haben. Sie ist gleichzeitig die beste Voraussetzung, um sie gar nicht erst zu bekommen.

Ein Tagesbeispiel für eine fettbewußte Kost:

Lebensmittel	**Fett (ca. Gramm)**
2 gestr. EL Streichfett (Butter oder Margarine; ca. 20 g)	17
2 EL Öl (z. B. Distelöl, ca. 20 ml)	20
1/4 l fettarme Milch (1,5 % Fett) ODER 125 g mageres Rindfleisch ODER 150 g magerer Seefisch (je 1 Portion)	5
1 Scheibe Bierschinken (ca. 30 g)	3
2 Scheiben Käse (z. B. Edamer, 30 % Fett i. Tr., ca. 60 g)	10
	55 Gramm

Übrigens: 1 Liter Vollmilch (3,5 % Fett) enthält bereits die halbe Tagesration an tierischen Fetten, nämlich 35 Gramm.

Was bedeutet bei Käse «Fett i. Tr.»?

«Fett i. Tr.» steht für «Fettgehalt in der Trockenmasse». Der Fettgehalt in der Trockenmasse und der Wassergehalt des Käses ergeben den absoluten Fettgehalt, d.h. den Fettgehalt im Gesamtprodukt.

Gehört Cholesterin zu den Fetten?

Das Nahrungscholesterin ist ein Begleitstoff der tierischen Fette, d.h., es ist eine fettähnliche Substanz, die im Wasser nicht löslich ist.

Cholesterin bildet den Baustoff für Zellwände, Gallensäure, Hormone und Vitamin D. Es ist daher lebensnotwendig für uns! Unser Körper enthält 130 bis 150 Gramm Cholesterin. Auf eine Zufuhr mit der Nahrung sind wir aber nicht angewiesen, da v.a. die Leber Cholesterin in ausreichender Menge selbst herstellen kann.

Welche Lebensmittel enthalten viel Cholesterin?

Cholesterin ist nur in tierischen Lebensmitteln enthalten, alle rein pflanzlichen Produkte sind praktisch cholesterinfrei. Besonders cholesterinreich sind Eidotter, Innereien wie Leber, Niere und Herz, tierische Fette und fettreiche tierische Lebensmittel (wie fettes Fleisch, fette Wurst und Fleischwaren, fetter Käse). Haben Sie's gemerkt?

«Cholesterinbomben» sind vor allem diejenigen Lebensmittel, die auch einen hohen Gehalt an gesättigten Fettsäuren haben. Sie können also zwei Fliegen mit einer Klappe schlagen: Wenn Sie Lebensmittel mit wenig gesättigten Fettsäuren essen, essen Sie automatisch weniger Cholesterin! Und umgekehrt: Wenn Sie viele Getreideprodukte, Gemüse, Kartoffeln, Salate und in Maßen Obst essen, dann essen Sie vollwertig, fett- und cholesterinbewußt!

Vitamine und Mineralstoffe

Vitamine beleben den Körper

Vitamine sorgen schon in kleinsten Mengen dafür, daß der Körper reibungslos funktioniert. Sie greifen fast überall im Körper ein: Blut, Augen, Haut, Nerven und Gewebe – alle sind auf Vitamine angewiesen.

Die Vitamine werden in fettlösliche und wasserlösliche Verbindungen eingeteilt. Fettlöslich sind die Vitamine A, D, E und K, wasserlöslich die Vitamine der B-Gruppe (B_1, B_2, B_6, B_{12}, Niacin, Folsäure, Pantothensäure, Biotin) und Vitamin C.

Die fettlöslichen Vitamine können nur mit Hilfe von Fett transportiert werden. Deshalb sollten wir z. B. Möhren (enthalten Carotin) mit ein paar Tropfen hochwertigem Pflanzenöl zubereiten.

Vitamine – auf einen Blick

Vitamin A und Vorstufe des Vitamin A: Beta-Carotin
Wichtig für: Sehkraft, Haut, Wachstum, Stoffwechsel;
enthalten in: Butter, Margarine, Olivenöl, Sojaöl, Milch, Käse, Eigelb, Leber[1], Hering;

Beta-Carotin in Gemüse: besonders in Karotten, Spinat, Grünkohl, Mangold, Kürbis, Tomaten, Paprikaschoten, Petersilie, Aprikosen, Mandeln, Pistazien, Walnüssen.

---

[1] Wenn Sie Innereien mögen, kaufen Sie sie von jungen Tieren – wegen der hohen Belastung an Schwermetallen (Blei, Cadmium, Cäsium) höchstens ein- bis zweimal pro Monat! Innereien enthalten außerdem viel Cholesterin. Für Diabetiker mit hohem Cholesterinspiegel sind sie nicht geeignet! Schwangere sollten keine Leber essen, da die Gefahr einer Vitamin A-Vergiftung besteht.

Vitamin B_1 (Thiamin)
Wichtig für: Muskeln, Herzmuskel, Enzymfunktionen;
enthalten in: Getreideflocken, Vollkornmehl, Vollkornbrot, Hefe, Hefeflocken, Hülsenfrüchten (besonders Sojabohnen), Getreidekeimlingen (vor allem Weizen), ungeschältem Reis, Nüssen, Speisekleie, Kartoffeln; Gemüse (besonders Kohlarten); Pinien-, Pistazien-, Sonnenblumenkernen; Innereien; Seetang, Muscheln, Eiern, Milch.

Vitamin B_2 (Riboflavin)
Wichtig für: Wachstum, Zellatmung, Stoffwechsel, Beschaffenheit der Haut, Haare und Nägel;
enthalten in: Hefe, Hefeflocken, Hefepaste; Milch, Käse, Vollkornbrot, Getreide, Vollkornprodukte, Ei, grünem Gemüse, Kartoffeln, Obst; Innereien; Fleisch, Seefisch; Nüssen, Trockenobst.

Niacin
Wichtig für: Enzymaktivierung, Zellatmung, Aufbau des Blutfarbstoffes (Hämoglobin); Eiweiß- und Kohlenhydratstoffwechsel;
enthalten in: Pilzen[2], ungeschältem Reis, Graupen, Vollkornprodukten, Hefe, Hefeflocken, Hefepaste; Hülsenfrüchten; Nüssen; Leber, Fleisch, Wurst; Seefisch; Milch.

Pantothensäure
Wichtig für: Endabbau von Eiweiß, Kohlenhydraten und Fetten; beteiligt am Aufbau von Blutfarbstoff (Hämoglobin), Fettsäuren, Cholesterin und Gallensäuren; hat Einfluß auf Leber- und Darmfunktion (Entgiftungsreaktionen, z. B. Ausscheidung von Medikamenten);
enthalten in: fast allen Lebensmitteln, vor allem Fleisch, Leber, Seefisch, Milch, Käse, Hülsenfrüchten, Vollkornproduk-

---
[2] Wildwachsende Pilze sollten wegen ihres hohen Schadstoffgehaltes (u. a. Cadmium und Cäsium) nicht zu häufig gegessen werden.

ten; Hefe, Hefeflocken, -paste; Speisekleie, grünem Blattgemüse, Eigelb, Kartoffeln.

Vitamin B_6
Wichtig für: Eiweißstoffwechsel, Enzymaktivierung; Wachstum des Embryos in der Schwangerschaft; Gehirn, Herz, Leber;
enthalten in: Hefe, Hefeflocken, Hefepaste; Käse; Getreide, Vollkornprodukten, Hülsenfrüchten; Gemüse, z. B. Kartoffeln, Kohlarten, grünen Bohnen, Kresse; Obst wie Avocados, Bananen; Nüssen; Innereien, Fleisch; Seefisch.

Folsäure
Wichtig für: Enzymaktivierung, Blutbildung, Zellstoffwechsel, Zellneubildung;
enthalten in: Eiern; Hefe, Hefeflocken, -paste; Getreide und Vollkornprodukten; Hülsenfrüchten (besonders Sojabohnen); grünem Gemüse, grünen Blattsalaten, Kartoffeln, Nüssen, Weizenkeimen; Milch, Käse, Fleisch.
Bemerkung: Folsäure ist sehr empfindlich gegenüber Kochen und längerem Lagern. Frauen, die ein Kind haben möchten, sollten schon vor der geplanten Schwangerschaft auf eine ausreichende Zufuhr von Folsäure achten!

Vitamin B_{12} (Cobalamin)
Wichtig für: Blutbildung, Zentralnervensystem, Eiweißstoffwechsel;
enthalten in: Milch, Milchprodukten, Hefe, Hefeflocken, -paste; Getreide, Vollkornprodukten, Algen; Fleisch, Seefisch, Austern, Innereien.

Biotin
Wichtig für: Wachstum, Synthese von Fettsäuren und Blutgerinnung, Eiweiß-, Kohlenhydrat- und Fettstoffwechsel, Darmflora;
enthalten in: Eigelb, Haferflocken, Sojabohnen, Nüssen, Samen, Blumenkohl, Champignons; Leber; Hefe, Hefeflocken, -paste; Milch, Eigelb.

Vitamin C (Ascorbinsäure)
Wichtig für: Gewebe- und Knochenwachstum, Bildung von Kollagen, Immunsystem, Zellstoffwechsel, Blutbildung; dient der Verbesserung der Eisenausnutzung, bietet Schutz vor der Bildung von Nitrosaminen, Oxidationsabwehr;
enthalten in: Obst, Zitrusfrüchten, Kiwis, schwarzen Johannisbeeren, Hagebutten, Sanddorn, Erdbeeren, Stachelbeeren; Gemüse (Paprika, Kartoffeln, Kohlarten, Salat), Kräutern.

Vitamin D (Calciferol)
Wichtig für: Knochen- und Knorpelbildung, Calcium- und Phosphatstoffwechsel;
enthalten in: Margarine, Butter, Sahne, Milch, Käse; Pilzen; Eigelb; Seefisch, Fleisch, Leber, Lebertran; in grünen Gemüsen (Kohl); Getreidesprossen, Samen, Nüssen, Hefe; in Pflanzenölen (als Provitamin Ergosterin).

Vitamin E (Tocopherol)
Wichtig für: Zellstoffwechsel, Sauerstoffhaushalt, Oxidationshemmung, bildet Schutzstoff vor Umweltgiften, schützt andere Vitamine, Substanzen und Zellbestandteile vor Abbau und Zerstörung;
enthalten in: Maiskeim-, Sonnenblumen-, Distel-, Sojaöl; Nüssen und Samen (besonders Sonnenblumenkerne), Sojabohnen und Sojaprodukten, grünen Blattgemüsen, Fenchelkraut, Schwarzwurzeln, Erbsen, Grünkohl; Tomaten, Avocados; Getreideprodukten, Keimlingen von Weizen und Mungobohnen, Fleisch, Seefisch, Innereien, Eigelb.

Vitamin K
Wichtig für: Blutgerinnung, Atmung und Ablauf der biologischen Oxidation;
enthalten in: grünen Blattgemüsen, Brokkoli, Kohlarten, Tomaten, Kelp-Algen; Sojabohnen, Pflanzenölen (wie Soja- und Raps-Öl); Leber, Seefisch.

Sind Vitamine empfindlich?

Ja. Viele Vitamine sind nicht nur gegen den Sauerstoff der Luft, sondern auch gegen Hitze, Licht und/oder Wasser sehr empfindlich. Vitamin C beispielsweise wird durch Luft und durch Wärme zerstört. Die Vitamine A, B_2 und B_6 sind lichtempfindlich; Folsäure ist noch schwieriger zu erhalten: Sie ist wasserlöslich, licht- und wärmeempfindlich. Gemüse, das bei Zimmertemperatur aufbewahrt wird, welkt sehr rasch und verliert einen Teil der wertvollen Inhaltsstoffe. Deshalb sind sowohl sachgemäße Lagerhaltung der Lebensmittel als richtige Vor- und Zubereitung von Mahlzeiten sehr wichtig.

Und denken Sie daran: Blattsalate oder Gemüse erst unter fließendem Wasser waschen, bevor Sie sie zerkleinern.

Mineralstoffe – in großen Mengen und kleinen Spuren

Ohne Mineralstoffe wäre der Mensch nicht lebensfähig. Unsere Knochen wären weich, das Blut wäre farblos und könnte keinen Sauerstoff transportieren. Zum Aufbau der Knochen braucht der Körper große Mengen an Calcium, Magnesium, Phosphor und Schwefel. Da Natrium und Kalium in jeder Zelle gebraucht werden, sind sie ebenfalls reichlich im Körper vorhanden. Alle diese Mineralstoffe werden deshalb auch als **Mengenelemente** bezeichnet. Die übrigen Mineralstoffe, z.B. Eisen, Fluor, Zink, Kupfer und Jod, wirken in viel kleineren Mengen. Sie sind nur in Spuren vorhanden und heißen deshalb **Spurenelemente**.

Mineralstoffe – auf einen Blick

Calcium

Wichtig für: Knochen- und Zahnaufbau, Osteoporoseschutz, Blutgerinnung, Nervensystem, Zellmembranen und Enzyme; *enthalten in:* Milch, Joghurt, Käse, Quark; Fisch; Eigelb; Gemüse; Nüssen, Samen, Hülsenfrüchten, Getreide, Getreideprodukten wie Haferflocken, Sojabohnen und daraus hergestelltem Tofu.

Kalium

Wichtig für: Erhaltung der Gewebespannung, Austausch von Flüssigkeit im Gewebe, Enzymaktivierung, Reizleitung, Herz-Muskelfunktion;
enthalten in: Kartoffeln, Gemüse, Obst (z. B. Aprikosen, Avocados, Bananen, Pfirsiche, Trocken- bzw. Dörrobst); Fleisch, Milch, Käse, Kaffee; ausreichend enthalten in gemischter Kost.

Natrium

Wichtig für: Erhaltung der Gewebespannung, Regelung des Wasserhaushaltes, Nerven- und Muskelfunktionen; bildet mit Chlorid das Kochsalz (NaCl);
enthalten in: allen Lebensmitteln – und zwar «von Natur aus». Täglich fünf bis sechs Gramm Salz sind ausreichend – im Durchschnitt essen wir aber das Doppelte! Durch eine geringe Salzzufuhr kann z. B. bei vielen Menschen ein erhöhter Blutdruck gesenkt werden.

Magnesium

Wichtig für: Knochenbau, Stoffwechselprozesse, Körpergewebe, Enzyme, Nervensystem;
enthalten in: speziell in Nüssen und Mandeln, Samen, Hefe, Kakaopulver, Gemüse (besonders grünem Blattgemüse), Kartoffeln; Obst (Banane, Dörrobst), Hülsenfrüchten (besonders Sojabohnen), Getreide und Getreidevollkornprodukten, Weizenkeimen, Algen, Fleisch und in manchen Mineralwässern.

Phosphor

Wichtig für: Knochenbau, Muskeln, Nerven, Enzyme, Säure-Basen-Haushalt, Energiegewinnung und -verwertung;
enthalten in: Fleisch, Fisch, Milch, Käse, Hefe, Hefeflocken, -paste; Ei, Getreide, Getreidevollkornprodukte, Beeren, Obst, Eßkastanien, Gemüse, Hülsenfrüchten, Samen und Nüssen.

Eisen

Wichtig für: Blutbildung, Baustein des Blutfarbstoffes (Hämoglobin), Transport von Sauerstoff und von Enzymen;
enthalten in: Eiern, Getreide und -vollkornprodukten (z.B. Haferflocken, Vollkornbrot), Quinoa, Amaranth, Hirse; Fleisch, Leber, in Gemüse (z.B. Artischocken, Brennesseln, Kresse, Feldsalat, Fenchel, Ingwer, Petersilie, Löwenzahnblättern, Portulak), Obst, Hülsenfrüchten (besonders Sojabohnen), Pilzen, Algen, Nüssen und Samen (besonders in Walnüssen, Sesam, Pistazien, Pinien-, Sonnenblumenkernen).

Fluor

Wichtig für: Zähne und Zahnschmelz;
enthalten in: Seefisch, Walnüssen, schwarzem Tee, fluoridhaltigen Mineralwässern.

Jod

Wichtig für: Aufbau der Schilddrüsenhormone, Energieumsatz;
enthalten in: Seefisch, Garnelen, Muscheln, Algen, Eiern, Milch, Innereien, jodiertem Speisesalz, Meersalz, Brunnenkresse, Kohlarten, Spinat, Blattsalaten, Artischocken, Tomaten, Knoblauch, Beeren.
Bemerkung: Deutschland ist ein Jodmangelgebiet, und leider sind viele Bundesbürger bei weitem nicht ausreichend mit Jod versorgt. Viele haben aufgrund des Jodmangels eine vergrößerte Schilddrüse und andere Beschwerden. Außer Seefisch liefert kein anderes Lebensmittel von Natur aus genug Jod, um unseren Bedarf zu decken!

Selen

Wichtig für: oxidationshemmende Wirkung (mit Vitamin E), als Schutzstoff, Enzymbildung;
enthalten in: Nüssen, Hülsenfrüchten, Getreide, Milch, Quark, Hefe, Hefeflocken, -paste; Pilzen, Brokkoli, Zwiebeln, Knoblauch; Leber, Seefisch, Schalentieren, Fleisch.

Zink

Wichtig für: Enzymaktivität, Insulinspeicherung, Immunsystem, Wundheilung;
enthalten in: Milch, Hefe, Hefeflocken, -paste; Weizenkeimen, Sesam, Mandeln, Nüssen, Kürbiskernen; Pilzen, Wurzelgemüse, Kohl, Orangen, Pfirsichen; Fleisch, Leber, Schalentieren, Heringen.

Garantiert eine gemischte Kost wirklich eine ausreichende Versorgung mit allen lebenswichtigen Mineralstoffen?

Eindeutig: Ja! Eine abwechslungsreiche vollwertige Ernährung deckt den Bedarf an Mineralstoffen des gesunden Menschen. Wichtig ist dabei die Abwechslung – wählen Sie immer wieder andere Lebensmittel, probieren Sie neue Kombinationen. Das altbewährte Lieblingsgericht soll dabei nicht auf der Strecke bleiben – reichen Sie einfach eine andere Beilage, einen knakkigen Salat oder eine vollwertige Nachspeise dazu.

Was versteht man unter sekundären Pflanzenstoffen?

Dies sind Stoffe, die in Pflanzen enthalten sind und keinen Nährwert an sich haben. Sie zählen wie die Ballaststoffe und die Milchsäurebakterien (deren Bedeutung für die Gesundheit noch unklar ist) zu den sogenannten bioaktiven Substanzen.

Sekundäre Pflanzenstoffe werden aufgrund ihrer chemischen Zusammensetzung in verschiedene Gruppen zusammengefaßt (z. B. Carotinoide, Phytosterine, Flavonoide). Sekundäre Pflanzenstoffe wirken gesundheitsfördernd: Sie können vor Krebs, Herz-Kreislauf-Erkrankungen und bestimmten Infektionen schützen, die Blutfettwerte günstig beeinflussen sowie das Immunsystem stärken.

In welchen Lebensmitteln kommen sekundäre Pflanzenstoffe vor?

Man findet sie in allen pflanzlichen Lebensmitteln wie Obst, Gemüse, Kartoffeln, Hülsenfrüchten, Kräutern, Getreide, Nüssen, Samen, Vollkornprodukten und Tee.

Die sekundären Pflanzenstoffe machen freie Radikale unschädlich. Was sind freie Radikale?

Freie Radikale sind aggressive Sauerstoffmoleküle. Sie entstehen bei normalen Stoffwechselprozessen und gelangen durch die Atemwege (Rauchen, Luftverschmutzung) in den menschlichen Organismus. Auch beim Verbrennen der Nährstoffe entstehen im Körper freie Radikale. In allen lebenden Zellen, die dem UV-Licht ausgesetzt sind und in denen Reaktionen mit Sauerstoff stattfinden, können sich Oxidantien (Substanzen, die andere Stoffe oxidieren) und Radikale bilden. Die freien Radikale sind besonders schädlich: Ihnen fehlt auf der äußersten Elektronenhülle ein Elektron, und sie versuchen, wieder komplett zu werden. Dabei zerstören sie wichtige Zellstrukturen, schwächen das Immunsystem und verändern das Erbmaterial der Zelle.

▸▸ Bei Typ-2-Diabetikern werden vermehrt freie Radikale gebildet, die mit der Entstehung von Gefäßkrankheiten in Verbindung gebracht werden. Gefäßkrankheiten kommen bei Diabetikern 2–6fach häufiger vor als bei Nichtdiabetikern.

Deshalb wird eine Ernährung empfohlen, die besonders reichhaltig an Antioxidantien ist.

Welche Rollen spielen die Antioxidantien?

Der menschliche Organismus kann sich durch bestimmte Schutzmechanismen und Enzyme gegen die freien Radikale wehren.

Mit Antioxidantien, die in unseren Lebensmitteln enthalten sind, können wir ihm dabei helfen. Solche Antioxidantien sind beispielsweise das Vitamin E und das Beta-Carotin, das Vitamin C sowie die Flavonoide (dazu zählen Blütenfarb-, Gerb-, Bitter- und Scharfstoffe). Sie alle kommen v. a. in frischem Obst (z. B. Weintrauben, Heidelbeeren) und Gemüse (Grünkohl, Brokkoli, Paprikaschoten, Zwiebeln, Knoblauch und andere), in Getreideprodukten, Hülsenfrüchten sowie Nüssen, Samen, Gewürzen, Wein, schwarzem sowie grünem Tee vor. Noch ein Argument mehr, reichlich und häufig Gemüse und Getreideprodukte zu essen!

Und wie steht es um die fermentierten Lebensmittel?

Fermentierte Lebensmittel wie Sauermilchprodukte (zum Beispiel Joghurt) enthalten Milchsäurebakterien, die einen günstigen Einfluß auf die Darmflora ausüben, einen zu hohen Cholesterinspiegel etwas senken und das Immunsystem stärken können. Möglicherweise schützen sie den Körper vor Krebs.

Die Bedeutung des Wassers

Warum hat Wasser eine so große Bedeutung für die Ernährung?

Ein Mensch kann wochenlang hungern, aber nur wenige Tage ohne Wasser, ohne Flüssigkeit überleben. Der Grund: Der Mensch besteht zu etwa 60 Prozent aus Wasser – alle Lebensvorgänge sind auf dieses nasse Element angewiesen. Wasser läßt das Blut, die Lymphe, die Verdauungssäfte und andere Körperflüssigkeiten fließen – dadurch gelangen die Nährstoffe in die Zellen. Gleichzeitig schwemmt das Wasser Abfallprodukte, die bei der Verbrennung der Nährstoffe entstehen, über die Nieren aus.

Bei Hitze, anstrengenden Arbeiten sowie Fieber beginnt der Mensch zu schwitzen, der Schweiß verdunstet, Wärme wird an die Umgebung abgegeben, und die Haut kühlt ab – so reguliert Wasser die Körpertemperatur. Auch die Lunge benötigt Wasser zum Atmen.

Wieviel Wasser bzw. Flüssigkeit sollte man täglich trinken?

Um den täglichen Wasserverlust auszugleichen, sollte man etwa 1,5 Liter trinken. Insgesamt braucht der Mensch täglich zwei bis zweieinhalb Liter Flüssigkeit, wobei circa ein Liter durch das Essen aufgenommen wird. Aber: An heißen Sommertagen, bei besonderer sportlicher Aktivität, bei Sauna-Gängen sowie bei Fieber liegt der Flüssigkeitsbedarf höher!

Mit zunehmendem Alter läßt oft das Durstgefühl nach.

Achten Sie dann besonders auf Ihre Flüssigkeitszufuhr, auch wenn Sie nicht durstig sind.

Stimmt es, daß auch in Lebensmitteln viel Wasser steckt?

Ja: Obst und Gemüse sowie Milch, Joghurt und Kefir beinhalten viel Flüssigkeit. Und natürlich sind Saucen, Suppen und Eintöpfe sehr wasserhaltig.

Was soll man nun trinken?

Trink- und Mineralwasser löschen besonders gut den Durst. Ungezuckerte Früchte- und Kräutertees sind zu empfehlen. Limonaden, Cola- und Fruchtsaftgetränke enthalten hingegen viel Zucker (etwa 100 Gramm pro Liter), aber kaum Vitamine und Mineralstoffe.

Fruchtsäfte schneiden aufgrund ihres Vitamingehaltes deutlich besser ab. Da sie aber von Natur aus relativ viel Zucker enthalten, sollten sie mit Wasser verdünnt werden. Schwarzer Tee und Kaffee haben den Vorteil, daß sie kalorienfreie Getränke sind. Dennoch sollten wir sie nur in Maßen trinken, da sie anregende Stoffe (Koffein, Theobromin) enthalten.

Welche Getränke beeinflussen den Blutzuckerspiegel?

Mineralwasser, ungesüßter Kaffee (auch Malzkaffee) und Tee haben keine Auswirkungen auf den Blutzuckerspiegel. Dasselbe gilt für Diätlimonaden und Colagetränke, die mit Süßstoff gesüßt sind.

Anders sieht es aus bei Gemüsesäften, mit Wasser und Süßstoff zubereiteten Fruchtsaftgetränken, alkoholfreiem Bier, ►► Milch und Buttermilch. Sie erhöhen den Blutzuckerspiegel! Besonders rasch lassen reine Fruchtsäfte, mit Zucker gesüßte Säfte und Fruchtsaftgetränke, Limonaden, Colagetränke und Malzbier den Blutzuckerspiegel steigen. Diese Getränke eignen sich bei Diabetikern nur zur Behandlung von Unterzuckerungen!

►► Die folgenden alkoholischen Getränke erhöhen den Blutzuckerspiegel:

- ▷ Biere, z. B. Pils, Export, Kölsch, Weizen- oder Light-Bier
- ▷ Weine mit mehr als 9 Gramm Restzucker pro Liter, dazu gehören Weine mit grünem Weinsiegel und mit rotem Weinsiegel (z. B. Portwein, Sherry)
- ▷ alle Sektsorten außer «brut» oder «extra-brut»
- ▷ aufgesetzte Brände wie Apfelkorn
- ▷ Liköre (enthalten 200 bis 300 Gramm Zucker pro Liter)

►► Generell ist aber zu beachten, daß Alkohol den Blutzuckerspiegel senken kann! Das liegt daran, daß Alkohol die Zuckerneubildung in der Leber hemmt. Diese Wirkung setzt vor allem bei leerem Magen schnell ein. Deshalb: Immer erst etwas essen, dann das alkoholische Getränk (in Maßen) genießen. Wenn Sie kohlenhydrathaltige alkoholische Getränke (z. B. Bier) getrunken haben, ist die Wirkung auf den Blutzuckerspiegel schwer vorherzusehen. Es kann sein, daß es zunächst zu einem Anstieg des Blutzuckerspiegels kommt, später aber durch den Alkohol eine Unterzuckerung auftritt.

Kräuter und Gewürze

Wie bringe ich verlockend duftende, ansprechend aussehende und gut schmeckende Mahlzeiten auf den Tisch?

Achten Sie beim Einkauf auf frische unbehandelte Ware – am besten aus ökologischem bzw. kontrolliertem Anbau oder von Verkäufern Ihres Vertrauens. Wählen Sie für die Zubereitung schonende Garverfahren, und verwenden Sie als Geschmacks- und Duftverstärker und zur Garnierung Gewürze und Küchenkräuter. Richten Sie dabei Ihr Augenmerk auch auf die farbliche Komponente – eine orangefarbene Möhrenrohkost oder frische rote Paprikastreifen setzen schöne Akzente – und sind gesund!

Warum sind Kräuter und Gewürze so wichtig?

Sie regen den Speichelfluß und somit den Appetit an, «lassen das Wasser im Munde zusammenlaufen» – das unterstützt die Verdauung und sorgt für die Bekömmlichkeit der Nahrung. Kräuter und Gewürze spielen in der Volksmedizin seit langem eine herausragende Rolle.

Welche Wirkungen ihnen nachgesagt werden, finden Sie im folgenden Überblick. Suchen Sie sich Ihre Favoriten aus!

Kräuter

Ätherische Öle, sekundäre Pflanzenstoffe sowie Vitamine und Mineralstoffe verleihen Kräutern Duft und Aroma – der typische Duft von Thymian, Basilikum, Oregano und Knoblauch birgt zudem Erinnerungen an Urlaube in südlichen Ländern und sorgt schon dadurch für Entspannung. «Gegen jedes Übel ist ein Kraut gewachsen» spiegelt ihre Bedeutung wider; auch wenn diese Aussage etwas eingeschränkt werden muß: in unserer Ernährung sind sie Beigaben, stehen nicht im Mittelpunkt und wirken längst nicht so konzentriert wie in Heilzubereitungen und Medikamenten.

Die Auswahl an Kräutern, egal, ob für den Garten, Balkon, die Fensterbank ist heutzutage riesengroß. Auf dem Wochenmarkt oder im gut sortierten Supermarkt haben Sie die Qual der Wahl, und tiefgefrorene, fix und fertig zerkleinerte Kräuter gibt es auch oder man kann sie ganz einfach selber herstellen.

Tips für den Umgang mit Kräutern

- ▷ Je frischer die Kräuter sind, desto besser.
- ▷ Kräuter mit kaltem Wasser abspülen und mit Küchenpapier trockentupfen.
- ▷ Kräuter können Kochsalz ersetzen.
- ▷ Bestreuen Sie erst die fertigen Speisen mit kleingeschnittenen Kräutern. So erhalten Sie die wichtigen Inhaltsstoffe.
- ▷ Frische Kräuter lassen sich gut einfrieren sowie in Öl und Essig einlegen.
- ▷ Getrocknete, gerebelte Kräuter eignen sich zum Grillen und Räuchern, wenn man sie auf die Glut streut.

Gewürze

Der Gewürze wegen wurden in alten Zeiten Kriege geführt – leisten konnten sie sich nur die Reichen. Heute bekommen wir diese Schätze aus allen Teilen der Welt für relativ wenig Geld in jedem Supermarkt.

Gewürze verleihen den Speisen nicht nur Aroma, sie sind auch gut für die Gesundheit. Anis, Fenchel und Kümmel helfen bei Blähungen und Verkrampfungen, Pfeffer und Nelken wirken antibakteriell. Ingwer hilft bei Reisekrankheit und Magenbeschwerden, und ihm werden krebsvorbeugende Wirkungen zugesprochen.

Tips für den Umgang mit Gewürzen

- ▷ Gewürze gut gegen Luft und Licht schützen – sonst werden die Aromastoffe zerstört.
- ▷ Erst kurz vor der Zubereitung der Speisen die Gewürzkörner mahlen oder die Beeren und Samen im Mörser zerkleinern – das Aroma bleibt erhalten, der Geschmack intensiv.
- ▷ Mit Gewürzen können Sie viel Salz einsparen.
- ▷ Gehen Sie aber nicht zu großzügig mit ihnen um – Gewürze sollte man nur ahnen. Sie können recht intensiv sein und den Eigengeschmack der Gerichte übertönen.

Und was ist mit dem Salz?

Verwenden Sie sowenig Kochsalz wie möglich, und wenn, greifen Sie zu fluoridiertem Jodsalz. Die Europäer essen im Durchschnitt 10 bis 15 Gramm Salz am Tag. Das ist zu viel – fünf bis sechs Gramm täglich reichen! Allein bei folgendem Frühstück würden Sie diese Ration zu sich nehmen:

2 Scheiben Vollkornbrot (à 50 g)	=	1,0 g Salz
1 Scheibe geräucherter Schinken (50 g)	=	2,5 g Salz
1 Scheibe Schnittkäse (30 g)	=	0,5 g Salz
1 gekochtes Hühnerei, gesalzen	=	1,0 g Salz
	=	5,0 g Salz

Beachten Sie, daß natürlich auch andere Wurst- und Käsesorten, Fisch- und Fleischkonserven, Salzgebäck, gesalzene Nüsse, viele Gemüsekonserven, Mineralwässer mit hohen Natriumgehalt (Kochsalz besteht chemisch gesehen aus Natrium-Chlorid) auf Ihr Salz-Konto gehen.

Schadet hoher Salzverzehr der Gesundheit?

Ja, übermäßige Kochsalzzufuhr kann bei entsprechender Veranlagung zu Bluthochdruck (Hypertonie) und zu Wasseransammlungen im Körper (Ödeme) führen. Bei bestimmten Nieren-, Leber- und Hauterkrankungen raten Ärzte und Ärztinnen zu einer salzarmen Ernährung. Wenn Sie mehr frische pflanzliche und wenig verarbeitete Lebensmittel zu sich nehmen und weniger tierische (wie Pökelfleisch, Wurst, Käse und Konserven), erreichen Sie damit automatisch eine Salzreduzierung.

Ab wann schadet Alkohol?

Ein gesunder Mann, der regelmäßig täglich 40 bis 60 Gramm reinen Alkohol trinkt, geht bereits ein erhöhtes Risiko für Leberschäden ein. Diese Alkoholmenge steckt in zwei bis drei Flaschen Bier oder zwei bis drei Gläsern Wein. Bei der gesunden Frau liegt der Grenzwert bei etwa 20 Gramm pro Tag (entsprechend einer Flasche Bier oder einem Glas Wein). Viele von uns sehen diese tägliche Portion als normal an und unterschätzen deren gesundheitliche Auswirkung! Chronischer Alkoholmißbrauch schadet vor allem der Leber, da Alkohol zu einem erheblichen Teil dort verstoffwechselt wird.

Darüber hinaus kann ein Zuviel an Alkohol fast jedem Organ ►► des menschlichen Körpers zu Leibe rücken (z. B. der Bauchspeicheldrüse, dem Magen und Herzmuskel, Nerven- und Immunsystem, hormonproduzierenden Drüsen und blutbildenden Zellen). Alkohol liefert mit 7,2 Kilokalorien bzw. 30 Kilojoule pro Gramm fast so viel Energie wie Fett (9,3 kcal/ 38 kJ)!

Übergewichtige Diabetiker sollten auch aus diesem Grund ►► mit Alkohol sparsam umgehen!

Gehören Kaffee und schwarzer Tee auch zu den Genußmitteln?

Ja, durch das anregende Koffein, das in beiden Getränken enthalten ist, gehören sie ebenfalls in diese Gruppe. Zur Deckung des Flüssigkeitshaushalts sind sie nicht zu empfehlen, da besonders Kaffee harntreibend wirkt und dem Körper viel Wasser entzieht. Andererseits schaden zwei bis drei Tassen gefilterter Kaffee oder schwarzer Tee am Tag nicht.

Das Gewicht als Gesundheitsbarometer

Was ist eigentlich eine Kalorie?

Nahrungskalorien sind Energie, die in Nahrungsmitteln enthalten ist. Für diese Energie gibt es bestimmte Maßeinheiten, eine ältere Bezeichnung ist die Kilokalorie, im täglichen Umgang als «Kalorie» bezeichnet. Daneben wird als Maß auch das Kilojoule verwendet, wobei gilt, daß eine Kilokalorie (1 kcal) rund vier Kilojoule (4,185 kJ) entsprechen; ein Kilojoule (1 kJ) entspricht also etwa einer viertel Kilokalorie (0,239 kcal).

Wieviel Energie steckt in welchen Stoffen?

Hier eine kleine Übersicht:

1 g Eiweiß	~	4 kcal (17 kJ)
1 g Kohlenhydrate	~	4 kcal (17 kJ)
1 g Fett	~	9 kcal (37 kJ)
1 g Alkohol	~	7 kcal (29 kJ)
►► 1 g Zuckeraustauschstoff	~	2,5 kcal (10 kJ)

Wieviel Energie braucht ein Mensch?

Der Energiebedarf eines Menschen ist individuell sehr verschieden und hängt von Alter, Geschlecht, Körpergröße, -gewicht, Art der Tätigkeit, Freizeitgestaltung, klimatischen Lebensbedingungen und dem Stoffwechsel ab. Der tägliche Energiebedarf eines Menschen setzt sich aus dem **Grundumsatz** und dem **Arbeitsumsatz** zusammen.

Der **Grundumsatz** ist die Menge an Energie (Kalorien), die notwendig ist, um alle Körperfunktionen (Atmung, Körpertemperatur, Herztätigkeit, Kreislauf, Stoffwechsel) 24 Stunden lang bei völliger Ruhe in gleichbleibender Umgebungstemperatur aufrecht zu erhalten.

Der **Arbeitsumsatz** ist von der Art und Dauer körperlicher Betätigung abhängig, benennt also die Energiemenge, die in der Freizeit, beim Sport oder im Berufsleben benötigt wird.

Wenn Sie mehr Nahrungsenergie aufnehmen, d.h. mehr essen, als Sie durch körperliche Tätigkeiten und Stoffwechselvorgänge verbrauchen, speichert Ihr Körper diese Energie in Form von Fett, und Sie nehmen zu.

Welches Gewicht ist das richtige für mich?

Genau auf Kilo und Gramm läßt sich das nicht sagen, denn auch beim Gewicht gibt es individuelle Unterschiede. Sobald es zu gesundheitlichen Auswirkungen infolge Über- oder Untergewichts kommt bzw. das Risiko für gesundheitliche Schäden besteht, sollte das Normalgewicht angestrebt werden. Anhaltswerte für ein erstrebenswertes Gewicht liefern zwei Methoden.

Erste Methode

Nach der **Broca-Formel** errechnet sich das Normalgewicht aus der Körpergröße in Zentimeter minus 100.
Beispiel: Eine Frau von 170 Zentimeter Größe hat ein Normalgewicht 170 minus 100 = 70 Kilogramm.

Die Broca-Formel hat den Nachteil, daß große Menschen meist eine günstigere Bewertung erhalten als kleine. Die Formel hat also nur eine begrenzte Aussagekraft.

Zweite Methode

Sehr viel mehr Rücksicht auf die Körperzusammensetzung nimmt der sog. **Body-Mass-Index (BMI)**. Man berechnet ihn wie folgt:

$$\text{BMI} = \frac{\text{Körpergewicht in kg}}{(\text{Körpergröße in m})^2}$$

Beispiel: Eine Frau von 1,70 Meter Größe wiegt 65 Kilogramm. Ihr BMI errechnet sich so:

$$\frac{65\ \text{kg}}{1{,}70\ \text{m} \times 1{,}70\ \text{m}} = \frac{65\ \text{kg}}{2{,}89\ \text{m}^2} = 22{,}5\ \frac{\text{kg}}{\text{m}^2}$$

Der BMI hat den Nachteil, daß er wenig anschaulich ist. Aus diesem Grund gibt es heute Tabellen, mit deren Hilfe der BMI rasch ermittelt werden kann.

Der Grafik können Sie entnehmen, daß diese Frau mit diesem Wert im Bereich des Normalgewichts liegt, das bei Frauen und Männern zwischen 18,5 und 25 erreicht wird.

Hinzu kommt, daß es für die BMI-Werte auch Tabellen gibt, die eine natürliche altersbedingte Gewichtszunahme einrechnen.

Einstufung des Körpergewichtes
nach dem Körpermassenindex (BMI)

Untergewicht	unter 18,5
Normalgewicht	18,5–25
Übergewicht	25–30
Adipositas	30–40
massive Adipositas	über 40

Anhand dieser Zeichnung läßt sich der BMI ermitteln

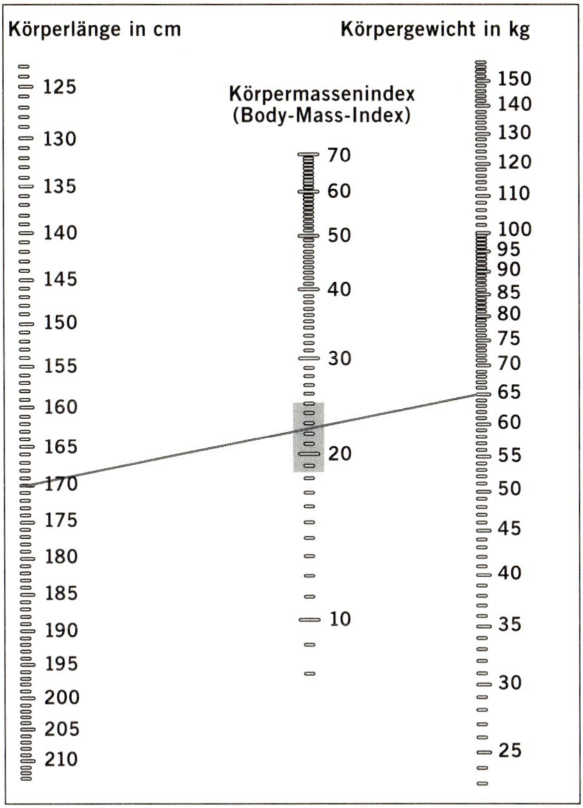

Die Bedeutung der Fettverteilung

Neben dem Gewicht ist auch wichtig, wie sich die überschüssigen Pfunde verteilen. Dies läßt sich mit Hilfe des **Verhältnisses von Taille zu Hüfte** («Waist-to-Hip-Ratio» oder WHR) auf einfache Art und Weise feststellen. Männer und Frauen mit hoher Waist-to-Hip-Ratio («Apfeltyp», meist Männer) haben ein höheres Risiko, Stoffwechsel- und Herz-Kreislauf-Erkrankungen zu bekommen als übergewichtige Personen, deren Körperfett sich im Hüft- und Oberschenkelbereich konzentriert («Birnentyp», meist Frauen).

Und so werden die Werte berechnet:

$$\frac{\text{Taillenumfang in cm}}{\text{Hüftumfang in cm}} = \text{«Waist-to-Hip-Ratio»}$$

Beispiel: Eine Frau hat einen Taillenumfang von 80 cm und einen Hüftumfang von 110 cm:

$$\frac{80}{110} \approx 0{,}73$$

Ein hohes Risiko für Stoffwechsel- und Herz-Kreislauf-Erkrankungen haben Männer mit Werten über 1 und Frauen mit Werten über 0,85; die Frau aus unserem Beispiel liegt also im «grünen», ungefährdeten Bereich.

Hinweis: Neuerdings wird wegen des sehr unterschiedlichen Hüftumfangs lediglich der Taillenumfang gemessen. Frauen sollten unter 90 cm, Männer unter 100 cm liegen.

3 ERNÄHRUNGSEMPFEHLUNGEN

So halten Sie Ihren Typ-2-Diabetes in Schach

Fragen an die Ernährungsberaterin

Ich bin übergewichtig und Typ-2-Diabetiker. Ich habe gelesen, daß man die Mahlzeiten nicht mehr nach Broteinheiten (BE) bzw. nach Kohlenhydrateinheiten (KHE) berechnen muß. Stimmt das?

Das stimmt. Man hat festgestellt, daß es eine sogenannte biologische Schwankungsbreite im Gehalt der einzelnen Kohlenhydrate in den Lebensmitteln gibt, die 20–30 % ausmacht. Deshalb ist es bei den meisten Typ-2-Diabetikern nicht sinnvoll, Kohlenhydrate aufs Gramm genau abzuwiegen. Wichtiger als die Beachtung der Kohlenhydrate ist es, auf Kalorien (Energiegehalt) und Fett zu achten.

Für insulinpflichtige Diabetiker ist es jedoch *weiterhin* sinnvoll, mit BE bzw. KHE zu rechnen. Damit können Lebensmittel-Portionen, die Kohlenhydrate enthalten, untereinander ausgetauscht werden.

Worauf muß ich beim Essen achten?

Wenn Sie übergewichtig sind, sollten Sie zuallererst Ihr Gewicht reduzieren. Achten Sie auf die Kalorien und besonders auf Fett; meiden Sie fettreiche Lebensmittel. Bevorzugen Sie Lebensmittel, die ballaststoffreich sind, zum Beispiel Vollkorngetreide, Getreideprodukte, Hülsenfrüchte, Gemüse, Obst und Kartoffeln. Führen Sie sich beim Einkaufen und beim Essen die Nahrungspyramide vor Augen. Wechseln Sie innerhalb der Gruppen immer wieder ab, und probieren Sie Neues aus. Werden Sie Experte für Gemüse, Getreideprodukte & Co!

Ich bin als Typ-2-Diabetiker übergewichtig. Muß ich mich nun auf das sogenannte «Idealgewicht» herunterhungern?

Nein! Zum Glück braucht keiner von uns mehr das «Idealgewicht» ins Visier zu nehmen, denn das ist nicht zu schaffen. Wir wissen heute, daß eine Gewichtsabnahme von 5–10 kg bereits ausreichend sein kann, um den gestörten Stoffwechsel deutlich zu bessern. Mehr darüber können Sie auf den Seiten 35–36 erfahren.

Gibt es Tabellen, aus denen ich auf einen Blick ersehen kann, wieviel ich wiegen sollte?

Ja, die gibt es. Ein Beispiel zeigt die folgende Tabelle:

Körperlänge (cm)	**Männer (kg)**	**Frauen (kg)**
150	45–56	43–54
155	48–60	46–58
160	51–64	49–61
165	54–68	52–65
170	58–72	55–69
175	61–77	58–74
180	65–81	62–78
185	68–86	65–82
190	72–90	69–87
195	76–95	72–91

Nach: Deutsche Gesellschaft f. Ernährung e.V., 1996

Nicht nur auf Kalorien achten hilft das Übergewicht abzubauen, sondern auch regelmäßig Sport treiben. Stimmt das?

In der Tat, das ist richtig. Durch regelmäßigen Sport verlieren Sie nicht nur die lästigen Pfunde leichter, sondern senken gleichzeitig den erhöhten Blutzuckerspiegel. Sport hilft auch hohen Blutdruck, Blutfettwerte und Gicht zu regulieren.

Können Sie mir einige Sportarten und den durchschnittlichen Kalorienverbrauch nennen?

Hier ein paar Beispiele:

Kalorienverbrauch bei verschiedenen Tätigkeiten und Sportarten in kcal/Std.*		
Tätigkeit		**Kalorienverbrauch**
Gehen	3 km/Std.	200
	5 km/Std.	300
	6,5 km/Std.	400
Tanzen	Standardtänze	200–400
Gartenarbeit		200–400
Hausarbeit		200–400
Tischtennis		200–500
Volleyball		300–600
Surfen		300–600
Golf		200–400
Radfahren	15 km/Std.	400
Schlittschuhlaufen		300–500
Tennis		300–600
Skifahren (Abfahrt)		400–600
Badminton		300–600
Skilanglauf	7 km/Std.	500
	9 km/Std.	800
Jogging = Dauerlauf	8 km/Std.	400
	10 km/Std.	600
	12 km/Std.	800
Fußball		400–700
Bergsteigen		400–700
Eishockey		400–700
Basketball		400–700
Handball		400–700
Karate		400–700
Judo		400–700
Squash		500–800
Schwimmen		400–800

Die niedrigeren Werte beziehen sich auf Freizeitsport-, die höheren auf Vereinssportbedingungen

* Angaben gelten für einen normalgewichtigen Mann mittleren Alters. Übergewichtige verbrauchen bei der gleichen Tätigkeit mehr Energie.

Warum sind Ballaststoffe für Diabetiker so wichtig?

Sie füllen den Magen mit wenig Kalorien und machen anhaltend satt. Das ist besonders günstig für diejenigen, die abnehmen wollen. Doch Ballaststoffe können noch mehr: Schon die alten Ägypter sahen zum Beispiel Weizen als ein Heilmittel gegen die Zuckerkrankheit an. Viele Ballaststoffe verhindern, daß der Blutglucosespiegel stark ansteigt. Denn für unseren Körper ist es eine harte Nuß, Kohlenhydrate aus ballaststoffreichen Lebensmitteln zu spalten. Dementsprechend lange dauert es, bis die Glucose nach und nach freigelegt ist und vom Körper aufgenommen werden kann. Der Blutzuckerspiegel bleibt niedriger, und die Bauchspeicheldrüse muß nicht so viel Insulin ausschütten. Hierbei scheinen noch andere Pflanzenstoffe mitzuwirken, z. B. die Amylase-Hemmer. Sie blockieren das Enzym, das für die Spaltung der Stärke zu Glucose (Traubenzucker) verantwortlich ist.

Diese Wirkung ist am größten, wenn wir die Stoffe in rohem Zustand verzehren, also als Rohkost, denn die in den Pflanzen enthaltenen Enzymblocker sind hitzeempfindlich. Der Weizen macht hier eine Ausnahme. Aus ihm kann man köstliche Gerichte kochen oder backen, ohne daß die Enzymblocker durch die Hitze zerstört werden.

Sind Hülsenfrüchte für den Typ-2-Diabetiker ebenfalls empfehlenswert?

Ja, in der Tat. Hülsenfrüchte sind sehr ballaststoffreich. Nach einer Erbsen- oder Bohnenmahlzeit steigt der Blutzucker nur langsam an, aus den gleichen Gründen wie bereits erwähnt.

Auch in den Hülsenfrüchten befinden sich Enzymhemmer, die den Anstieg der Glucose im Blut bremsen.

Hülsenfrüchte sättigen gut, enthalten viel wertvolles Eiweiß, sind reich an Vitaminen und Mineralstoffen.

Wie steht es mit Gemüse und Kartoffeln?

Solange Gemüse und Kartoffeln nicht im «Fett schwimmen», sondern mit fettsparenden Garmethoden (Seite 158) zubereitet werden, können Sie reichlich Gemüse essen. Kartoffeln wegen der Kohlenhydrate besser in kleine Portionen teilen. Denn Gemüse und Kartoffeln versorgen den Körper mit vielen Vitaminen und Mineralstoffen, liefern aber gleichzeitig nur wenig Energie. Außerdem wissen wir heute, daß ein hoher Anteil von Gemüse und Obst in der Nahrung langfristig gesehen sogar vor Krebs und Herz-Kreislauf-Erkrankungen schützen kann.

Wieviel Gemüse, Obst und Kartoffeln sollte man essen?

Ein Beispiel:

- ▷ Täglich je eine Portion Gemüse gegart (ca. 200 g), eine Portion roh (ca. 100 g) und eine Portion Salat (ca. 75 g).
- ▷ Täglich **mindestens** zwei Stück oder zwei Portionen Obst (insgesamt ca. 250–300 g).
- ▷ Täglich eine Portion Kartoffeln (ca. 200 g). Im Wechsel können Sie auch eine Portion Naturreis oder Vollkornnudeln (roh 75–90 g) auf den Speiseplan bringen.

Übrigens gibt die amerikanische Gesundheitsbehörde einen Werbespot mit dem Slogan: «Five a day» heraus, d. h. fünfmal am Tag eine Portion Gemüse oder Obst!

Soll ich Pellkartoffeln und Folienkartoffeln der Salzkartoffel vorziehen?

Das hat in der Tat Vorteile: Die Kartoffel ist ein wertvolles Lebensmittel. Als Pell- oder Folienkartoffel zubereitet, bleiben die Vitamine und Mineralstoffe überwiegend erhalten, weil die Kartoffelschale sie vor dem Auslaugen schützt. Auch ihr Eigengeschmack erleidet weniger Einbußen. So können Sie auf Salz völlig verzichten.

Darf ich als Typ-2-Diabetiker bedenkenlos den normalen Haushaltszucker verwenden?

Untersuchungen haben gezeigt, daß geringe Mengen Haushaltszucker in Speisen oder Lebensmitteln den Blutzucker nicht stärker ansteigen lassen als andere Kohlenhydrate. Eine Ausnahme von dieser Regel sind zuckerhaltige Getränke. Dennoch sollten Sie nicht bedenkenlos Haushaltszucker verwenden. Nach Möglichkeit sollten Sie mit Süßstoff süßen, was zusätzlich auch Kalorien spart.

Sind Süßstoffe schädlich?

In haushaltsüblichen Mengen können Sie alle Süßstoffe ohne Risiko nutzen. Der Süßstoff Aspartam ist lediglich für Personen, die an der seltenen Stoffwechselstörung Phenylketonurie leiden, ungeeignet. Informationen zu Süßstoffen siehe Seite 53.

Es gibt Kaugummis und Bonbons mit dem Hinweis «ohne Zucker» auf dem Etikett. Was kann ich darunter verstehen?

Diese Süßigkeiten enthalten keinen Trauben- oder Haushaltszucker, sondern Zuckeraustauschstoffe, die den Blutzucker nicht erhöhen. Aber Achtung: Diese Zuckeraustauschstoffe müssen wie Kohlenhydrate berechnet werden und liefern pro Gramm 2,5 Kalorien (vgl. Seite 78).

Wenn schon tierische Produkte – was sollen Diabetiker bevorzugen?

Halten Sie sich an magere Milch und Milchprodukte sowie Seefisch (v. a. Lachs, Makrele und Hering). Sie enthalten die sogenannten Omega-3-Fettsäuren, die den Stoffwechsel günstig beeinflussen. Außerdem verhindern sie die gefürchteten Blutgerinnsel und tragen dazu bei, den Triglyceridspiegel (Neutralfettspiegel) im Blut zu senken, der oft bei übergewichtigen Diabetikern zu finden ist. Bringen Sie daher möglichst zweimal pro Woche Seefisch auf den Tisch, der außerdem eine hervorragende Jodquelle ist.

Was versteht man unter Milchsäure?

Milchsäure entsteht in Lebensmitteln durch Gärung von Zukkern (Kohlenhydraten) unter dem Einfluß von Bakterien. Dies geschieht z. B. in saurer Milch, Joghurt, Käse, Sauerkraut, sauren Gurken, verschiedenen milchsauren Gemüsen, Sauerteig, Wein und vielen anderen Lebensmitteln. Die Milchsäurebakterien zerlegen die Kohlenhydrate, die im Gemüse oder in der Milch sind, in Milch- und Essigsäure.

Warum sind milchsauer vergorene Lebensmittel wie Joghurt und Sauerkraut so gesund?

Milchsäurebakterien produzieren Stoffwechselprodukte, die für andere Bakterien giftig sind, für Menschen hingegen sehr nützlich: Sie stärken das Immunsystem und schützen möglicherweise vor Dickdarmkrebs.

Darf ich als Typ-2-Diabetiker nach Herzenslust Eier essen?

Essen Sie nicht mehr als zwei bis drei Eier in der Woche. Das wird auch den Nichtdiabetikern empfohlen. Ist allerdings Ihr Cholesterinspiegel erhöht, dann gönnen Sie sich höchstens ab und zu ein Sonntagsei. Denn ein mittelgroßes Hühnerei enthält etwa 300 mg Cholesterin. Und nur bis zu 300 mg Cholesterin aus Lebensmitteln sollten Sie täglich verzehren.

Wie sieht es mit Fleisch aus?

Essen Sie höchstens zweimal pro Woche Fleisch. Bevorzugen Sie mageres Fleisch von Rind, Schwein, Kalb, Lamm, Geflügel oder Wild. Pro Portion sollten es nicht mehr als etwa 125 Gramm sein.

Bin ich denn ohne Fleisch gut mit Eiweiß versorgt?

Lebensmittel wie Getreide, Hülsenfrüchte, Kartoffeln, Milch und Milchprodukte enthalten neben Kohlenhydraten eine Menge Eiweiß.

Zwar ist pflanzliches Eiweiß für unseren Körper nicht so

wertvoll wie tierisches, doch können Sie diese pflanzlichen Eiweiße aufwerten, wenn Sie sie mit anderen eiweißhaltigen Lebensmitteln kombinieren. Beispielsweise Reis mit Tofu, Linsensuppe mit Vollkornbrot, Haferflocken mit Milch als Suppe oder Müsli, Vollkornbrot mit Quark oder Kartoffeln mit Kräuterquark.

Auch die Kombination von Getreide und Eiern (z. B. im Pfannkuchen) ist günstig. Auf diese Weise erhalten Vegetarier, die zwar auf Fleisch, aber nicht auf Milch und Eier verzichten, genügend wertvolles Eiweiß.

Stimmt es, daß die Sojabohne besonders gutes Eiweiß enthält?

Nicht ohne Grund hat die Sojabohne in der Welternährung eine herausragende Bedeutung. Sojaeiweiß ist biologisch hochwertig. Das gilt auch für die daraus hergestellten Produkte: Sojabohnenquark (Tofu), Soja-Brotaufstrich, Sojamehl und «Sojamilch».

Übrigens stecken in 100 g Vollsojamehl etwa 40 g pflanzliches Eiweiß und 20 g pflanzliches Fett. Außerdem enthält Soja essentielle (lebensnotwendige) Fettsäuren und kein Cholesterin. Das gilt natürlich auch für alle anderen pflanzlichen Lebensmittel, die eiweißreich sind. Sie sind praktisch cholesterinfrei.

Und nicht zu vergessen: Sojabohnen sind ballaststoffreich und enthalten relativ viel Kalium, Calcium und Eisen.

Was ist eigentlich Tofu?

Tofu ist ein sehr fettarmes, quarkähnliches (aber schnittfestes) Lebensmittel aus gelben Sojabohnen. Tofu schmeckt neutral und kann individuell gewürzt und zubereitet werden. Sowohl für süße als auch für pikante Gerichte eignet er sich gut, zum Beispiel als Fleisch- und Fischersatz.

Wo kann ich diese Lebensmittel kaufen?

Heute gibt es in vielen Supermärkten Abteilungen, in denen Sie Sojaprodukte finden. Auch in Bioläden oder Reformhäusern können Sie Sojaprodukte einkaufen.

Ich bin übergewichtig und weiß, daß ich mit tierischen Lebensmitteln sparsam umgehen soll. Aus welchen Gründen?

Wer zu oft und zu viel Fleisch, Wurst und Eier ißt, schadet möglicherweise seiner Gesundheit. Das liegt daran, daß in diesen Lebensmitteln neben den erwünschten Inhaltsstoffen (z.B. wertvolles Eiweiß, Eisen) auch unerwünschte Stoffe stecken (z.B. Cholesterin, Purine, gesättigte Fettsäuren und Salz).

Der hohe Fleisch-, Wurst- und Eierkonsum trägt dazu bei, daß die meisten Bundesbürger fast doppelt soviel **Cholesterin** pro Tag aufnehmen, wie es wünschenswert ist. Herz- und Kreislauf-Erkrankungen können dadurch begünstigt werden.

Purine, die besonders reichlich in Innereien, aber in geringeren Mengen auch in Muskelfleisch vorkommen, können den Harnsäurespiegel in die Höhe treiben. Dies wiederum begünstigt Gicht und Nierensteine. Wer fettes Fleisch, fette Wurst und fetten Käse ißt, mutet seinem Körper solche **Fette** zu, die einen ungünstigen Einfluß sowohl auf die Zusammensetzung der Blutfette als auch auf das Körpergewicht ausüben. Und schließlich nehmen Liebhaber der meist stark gesalzenen oder gepökelten Fleischwaren und Würste zuviel **Salz** auf. Das kann bei empfindlichen Personen zur Entstehung von Bluthochdruck beitragen. Wenn Sie vor allem pflanzliche Lebensmittel verzehren, sparen Sie diese unerwünschten Inhaltsstoffe und Kalorien ein.

Spielt Fett in der Ernährung des übergewichtigen Typ-2-Diabetikers wirklich so eine große Rolle?

Ja! Fett enthält von allen Hauptnährstoffen die meisten Kalorien. Ein Gramm Fett liefert rund 9 Kalorien, also etwa doppelt soviel wie ein Gramm Eiweiß und Kohlenhydrate. Außerdem spielt die Art der mit der Nahrung aufgenommenen Fettsäuren eine wichtige Rolle.

Was sind Fettsäuren?

Alle Fette sind Verbindungen von Glycerin und Fettsäuren. Bei den Fettsäuren unterscheidet man drei Gruppen nach ihrer chemischen Struktur.

Gesättigte Fettsäuren stecken vor allem in tierischen Fetten wie Butter, Talg, Schmalz und Speck. Als versteckte Fette finden sie sich in Lebensmitteln wie Wurst, Schinken, fettem Käse, Kartoffelchips und Schokolade.

Aber auch in pflanzlichen Fetten sind gesättigte Fettsäuren enthalten, in den sogenannten Plattenfetten, zum Beispiel dem Kokosfett. Die gesättigten Fettsäuren haben außerdem die Eigenschaft, das LDL-Cholesterin, das ist das «böse» Cholesterin, im Blut zu erhöhen. Weil viele Typ-2-Diabetiker mit einem erhöhten Cholesterinspiegel leben, spielt diese Art des Fettes für sie eine wichtige Rolle!

Einfach ungesättigte Fettsäuren kommen in größeren Mengen im Olivenöl, Rapsöl und in der Avocado vor. Einfach ungesättigte Fettsäuren wirken auf das HDL-Cholesterin, das ist das «gute» Cholesterin, neutral und senken den erhöhten Gesamtcholesterinspiegel.

Mehrfach ungesättigte Fettsäuren sind überwiegend in Distel-, Lein-, Maiskeim-, Soja-, Sonnenblumen-, Walnuß- und Weizenkeimöl und aus diesen Ölen hergestellten Diät-Margarinen enthalten. Diese Fettsäuren senken das LDL-Cholesterin, das «böse» Cholesterin im Blut. Ist Ihr Cholesterinspiegel auch erhöht? Wenn ja, finden Sie viele nützliche Informationen in dem Ratgeber «Ernährung ist die beste Medizin: Erhöhter Cholesterinspiegel» (siehe Anhang S. 184)

Alle Welt schwört auf Olivenöl, warum?

Olivenöl gilt in den Mittelmeerländern als unverzichtbarer Bestandteil aller Mahlzeiten. Interessanterweise gibt es dort sehr viel weniger Menschen mit Arteriosklerose («Arterienverkalkung») als bei uns. Im Olivenöl ist viel Ölsäure enthalten, die zu den einfach ungesättigten Fettsäuren gehört. Sie wirkt, wie bereits erwähnt, positiv auf das «gute» HDL-Cholesterin und senkt das Gesamtcholesterin.

Was ist Linolsäure?

Linolsäure gehört zu den mehrfach ungesättigten Fettsäuren. Unser Körper kann sie im Gegensatz zu anderen Fettsäuren nicht selbst aufbauen, deshalb ist sie lebensnotwendig (essentiell).

Die Deutsche Diabetes-Gesellschaft und die Deutsche Gesellschaft für Ernährung empfehlen eine Zufuhr von maximal 10 g Linolsäure am Tag. Linolsäure kommt zum Beispiel im Soja-, Sonnenblumen-, Weizenkeim-, Walnuß-, Lein- und Traubenkernöl vor. Übrigens wirkt Linolsäure auch positiv auf den Gesamtcholesterinspiegel.

Muß ich mit Streichfett wirklich sparsam umgehen?

Auf jeden Fall! Geizen Sie damit oder lassen Sie es ganz weg. Nehmen Sie als Brotaufstrich Frischkäse, Magerquark (zum Beispiel mit Kräutern angerührt) oder Geflügelwurst. Legen Sie Salatblätter zwischen Brot und Belag, würzen Sie mit Kresse und garnieren Sie mit Gurke, Tomate oder Radieschen. Oder schauen Sie sich im Reformhaus um. Dort finden Sie z. B. köstliche vegetarische Brotaufstriche.

Was ist gesünder, Butter oder Margarine?

Vor allem gilt: Fett einsparen, wo immer es geht! Das ist das wichtigste. Sind Ihre Blutfettwerte in Ordnung, dann können Sie Butter, aber auch nur sparsam, verwenden. Empfiehlt Ihnen die Diät- oder Ernährungsexpertin statt Butter Diätmargarine oder Halbfettmargarine, achten Sie auf die Verpackung! Hierauf muß die Prozentzahl und die Art der Fettsäuren aufgedruckt stehen.

Sie sprechen immer wieder die Bedeutung der Fette an und haben mir eine Vielzahl von Informationen gegeben. Wie soll ich mir das alles merken?

Merken Sie sich vor allem die folgenden «Regeln»:

Das bedeutet:

- ▷ Sichtbares Fett entfernen, z. B. beim Schinken
- ▷ Butter oder Margarine ganz dünn auf das Brot streichen
- ▷ Sparsam mit Brotbelag umgehen. Nehmen Sie statt vier Scheiben Wurst nur zwei dünne Scheiben
- ▷ Wählen Sie magere Fleischsorten
- ▷ Achten Sie auf fettsparende Garmethoden.
- ▷ Nicht mehr als 30 % der täglichen Energie- bzw. Kalorienzufuhr sollte aus Fett bestehen.

Davon

- ▷ höchstens 1/3 als gesättigte Fettsäuren zum Beispiel in Fleisch, Wurst, fettem Käse
- ▷ mindestens 1/3 als einfach ungesättigte Fettsäuren zum Beispiel im Oliven- oder Rapsöl
- ▷ höchstens 1/3 als mehrfach ungesättigte Fettsäuren zum Beispiel im Distel-, Soja- oder Sonnenblumenöl.

Kann ich auch beim Zubereiten der Speisen Fett sparen?

Ja, auf jeden Fall! Um Fett und damit auch Kalorien einzusparen, spielt das Garverfahren eine wesentliche Rolle. Wenn Sie zum Beispiel Gemüse, Kartoffeln oder andere Lebensmittel dünsten, dämpfen, im Wok, im Tontopf oder in der Alufolie garen, benötigen Sie wenig oder gar kein Fett (siehe hier die Übersicht «Garverfahren im Überblick», Seite 158).

Sie haben den Wok erwähnt. Was genau versteht man darunter?

Die Chinesen kennen diese aus Eisen bestehende, kugelförmige Pfanne mit hochgezogenem Rand seit mehr als 2000 Jahren. Der Wok in unserer heutigen, modernen Zeit ist aus Edelstahl mit flachem Boden. Das Garen im Wok ist ein wahres Vergnügen!

Es lassen sich Gemüse, Fisch und Fleisch darin dünsten (Zusatz: ein Sieb oder Bambuskörbchen), schmoren, braten und ausbacken; ständiges Rühren sorgt dafür, daß alles gleichmäßig gar wird. Empfehlenswert ist das Garen im Wok, weil mit sehr wenig Fett köstliche Gerichte zubereitet werden können. Durch die starke Hitze, die sich bis zum Rand des Woks verteilt, werden die Poren der Lebensmittel schnell geschlossen, und Vitamine, Mineralstoffe und Aromastoffe bleiben erhalten.

Vitamine und Mineralstoffe dürfen in der täglichen Ernährung keineswegs fehlen?

So ist es! Wie wichtig Vitamine und Mineralstoffe sind und in welchen Lebensmitteln welche stecken, finden Sie im Überblick auf den Seiten 61–68.

Achten Sie beim Einkauf der Lebensmittel auf die Frische. Was schon in der Auslage welk aussieht, enthält nicht mehr viele Vitamine. Bewahren Sie die Lebensmittel kühl und dunkel auf und bevorzugen Sie nährstoffschonende Garmethoden (siehe Seite 158).

Wieviel Flüssigkeit brauche ich als Typ-2-Diabetiker täglich?

Sie brauchen ebensoviel kalorienarme Flüssigkeit wie ein gesunder Erwachsener: nämlich etwa eineinhalb bis zwei Liter. Eineinhalb Liter sollten Sie in Form von Mineralwasser, ungesüßten Kräuter- und Früchtetees, verdünnten Gemüsesäften, verdünnten Obstsäften sowie in Maßen Kaffee oder schwarzem Tee trinken. Die restliche Flüssigkeit liefern Ihnen die Lebensmittel, z. B. Suppen, Saucen, Gemüse, Obst und fettarme Milch. Die Empfehlung gilt natürlich nicht, wenn Ihnen die Ärztin oder der Arzt aus anderen Gründen verordnet hat, weniger zu trinken. Das kann zum Beispiel der Fall sein, wenn das Herz schwach und die Pumpleistung herabgesetzt oder die Nierenfunktion deutlich beeinträchtigt ist.

Mir fällt es immer sehr schwer zu trinken. Muß ich wirklich täglich soviel Flüssigkeit konsumieren?

Den meisten Erwachsenen fällt es schwer, genug zu trinken. Warum Flüssigkeit so wichtig ist, können Sie auf Seite 71 nachlesen.

Gerade, wenn Sie sich als Diabetiker ballaststoffreich ernähren, dürfen Sie das Trinken nicht vergessen.

Stellen Sie sich immer Mineralwasser, Kräuter- oder Früchtetee in Reichweite. Bestimmt werden Sie zwischendurch immer wieder zugreifen. Achten Sie genau auf die Signale Ihres Körpers. Erleben Sie die Getränke ganz bewußt als «Fitmacher». Denken Sie daran, daß Sie zum größten Teil aus Wasser bestehen und daß Ihnen über Schweiß, Atemluft und Harn regelmäßig Flüssigkeit verlorengeht!

Kann ich mein Essen beliebig würzen?

Gegen Kräuter und Gewürze spricht gar nichts. Im Gegenteil! Sie regen den Speichelfluß an und unterstützen die Verdauung. Zusätzlich enthalten Kräuter ätherische Öle, sekundäre Pflanzenstoffe sowie Vitamine und Mineralstoffe, die auch dem Diabetiker zugute kommen.

Dem Knoblauch wird wahre Zauberkraft nachgesagt. Was sagen Sie dazu?

Es ist wissenschaftlich bewiesen: Frischer Knoblauch wirkt nicht nur antibakteriell, sondern kann auch den Cholesteringehalt im Blut senken, allerdings nur gering. Er verhindert die Oxidation des «bösen» LDL-Cholesterins und schützt vor Arteriosklerose. Außerdem verhindert Knoblauch das Zusammenballen der Blutplättchen. Blutgerinnsel können so nicht nur verhindert, sondern bereits bestehende sogar aufgelöst werden. Eine eventuell nötige Behandlung mit Medikamenten können sie aber nicht ersetzen.

Wieviel Knoblauch muß ich täglich essen, um eine Wirkung zu erreichen?

Hierüber streiten sich die Gelehrten noch. Einige Studien belegen, daß bereits eine Knoblauchzehe täglich den gewünschten Effekt erzielt.

Andere kommen zu dem Schluß, daß 28 Zehen pro Tag erforderlich sind. Solange es keine einheitliche wissenschaftliche Aussage gibt, sollte jeder nach seinem Geschmack verfahren. Entscheidend ist: Frischer Knoblauch sollte es sein und keine Knoblauchextrakte. Und er sollte regelmäßig konsumiert werden!

Muß ich als Diabetikerin auf Salz achten, wenn ich keinen Bluthochdruck habe?

Nicht nur Diabetiker und Bluthochdruckpatienten, alle sollten mit Salz sparsam umgehen. Keiner kann voraussagen, wie sein Blutdruck auf Dauer auf zuviel Salz reagiert. Wir merken es erst, wenn wir bereits Beschwerden haben. Damit es nicht so weit kommt, sollte jeder das richtige Maß anstreben. Täglich 5–6 g Salz – natürlich Jodsalz – empfiehlt die Deutsche Gesellschaft für Ernährung. Denken Sie daran: im Brot, in Brötchen, im Käse, in der Wurst, in Fisch- und Fleischkonserven sowie Fertiggerichten ist schon reichlich Salz enthalten. Deshalb: Verfeinern Sie Speisen besser mit Gewürzen und frischen Kräutern!

Darf ich als Typ-2-Diabetiker Alkohol trinken?

Bei Alkohol ist Vorsicht geboten. Das gilt leider für Diabetiker in besonderer Weise. Alkohol enthält Kalorien, fast soviel wie Fett. So liefert 1 g Alkohol ca. 7 Kalorien und 1 g Fett ca. 9 Kalorien. Dieses ist für einen übergewichtigen Diabetiker wahrlich ungeeignet.

Trinken Sie regelmäßig Alkohol, schädigen Sie möglicherweise die Bauchspeicheldrüse und die Leber. Außerdem kann Alkohol abhängig machen. Alkohol hemmt die Zuckerneubildung in der Leber, und das kann für den Diabetiker ein erhöhtes Unterzuckerungsrisiko bedeuten. Deshalb sollte Alkohol nicht auf nüchternen Magen oder nach schwerer körperlicher Anstrengung getrunken werden. Alkohol kann außerdem den Blutdruck und die Triglyceride im Blut erhöhen. Weiteres siehe die Seiten 73 und 77.

Wenn ich nur hin und wieder etwas Alkohol genieße, zu welchen alkoholischen Getränken können Sie mir raten?

Hierzu möchte ich Ihnen raten, das Thema Alkohol mit Ihrer Ärztin oder Ihrem Arzt zu besprechen.

Grundsätzlich gilt: Wenn von medizinischer Seite kein Veto eingelegt wird, sollten Sie Alkohol nur in kleinen Mengen und zu den Mahlzeiten genießen, d. h. immer zusammen mit Kohlenhydraten. Möglich sind:

- ▷ Bier
- ▷ Trockene Weine
- ▷ Trockener Sekt
- ▷ Herber Sekt «brut», extra herber Sekt «extra brut»

Ich bin Typ-2-Diabetiker und habe Bluthochdruck. Worauf habe ich bei der Ernährung besonders zu achten?

Viele Typ-2-Diabetiker leiden an Bluthochdruck. Sind Sie übergewichtig, dann gilt auch hier: Die Ernährung umstellen und das Körpergewicht reduzieren. Dann sinkt auch der Blutdruck.

Stellen Sie zusätzlich den Salzstreuer beiseite. Wir nehmen viel zuviel Salz in unserer täglichen Ernährung auf. 5–6 Gramm Salz am Tag reichen. Streichen Sie Konserven, Fertiggerichte, Gepökeltes und Geräuchertes von Ihrem Speiseplan.

Wenn Sie mehr über Bluthochdruck erfahren möchten, schauen Sie in den Ratgeber: «Ernährung ist die beste Medizin: Bluthochdruck» (siehe Anhang).

Häufig ist der Fettstoffwechsel beim Typ-2-Diabetiker gestört. Worauf müssen diese Personen beim Essen achten?

Ist der Cholesterinspiegel erhöht – er sollte nicht über 200 mg / dl liegen –, sollten Übergewichtige fettarm essen und möglichst abnehmen. Vor allem tierische Lebensmittel enthalten viel Cholesterin und meistens viel Fett.

Zu empfehlen ist eine ballaststoffreiche Ernährung aus Gemüse, Salaten, Obst, Getreide, Hülsenfrüchten, fettarmer Milch und Milchprodukten sowie Seefisch.

Bei erhöhten Triglyceriden (Neutralfetten im Blut) – sie sollten ebenfalls 200 mg / dl nicht übersteigen – liegt sehr oft Übergewicht, ein hoher Konsum an Zucker oder zuckerhaltigen Produkten und Alkohol vor. Auch hier gilt es, die Ernährung umzustellen.

Mehr zu diesem Thema finden Sie in unserem Ratgeber: «Ernährung ist die beste Medizin: Erhöhter Cholesterinspiegel» (siehe Anhang).

►► Und denken Sie daran:
Die optimale Ernährung des Typ-2-Diabetikers entspricht im Prinzip der gesunden Ernährung.

Runter mit den Pfunden – Baukasten zum Abnehmen

Möchten Sie abnehmen, dabei nicht hungern, Freude und Genuß am Essen haben? Dann stellen Sie sich mit Hilfe der folgenden Lebensmittel-Austauschtabelle Ihren persönlichen, täglichen Speiseplan zusammen.

Die folgende Tabelle zeigt Ihnen, wieviel Energie, Eiweiß, Fett, Kohlenhydrate bzw. KHE / BE [1], Cholesterin und Ballaststoffe in den einzelnen Lebensmitteln enthalten sind. Diabetiker und auch Diabetikerinnen, die immer mit der BE gerechnet haben, können das auch weiterhin tun.

Sprechen Sie vorher mit Ihrer Ärztin oder mit Ihrem Arzt ab, wie viele Kalorien Sie täglich ungefähr essen sollten.

---

[1] KHE = Kohlenhydrateinheit / BE = Broteinheit

Lebensmittel	kcal	kJ	Eiweiß g	Fett g	Kohlenhydrate g	KHE/BE	Cholesterin mg	Ballaststoffe g
Getränke								
Mineralwasser	–	–	–	–	–	–	–	–
Früchtetee	–	–	–	–	–	–	–	–
Kräutertee	–	–	–	–	–	–	–	–
Schwarzer Tee	–	–	–	–	–	–	–	–
Bohnenkaffee	–	–	–	–	–	–	–	–
Brot								
pro Scheibe oder Stück								
10 g Ballaststoff-Knäcke	**30**	**145**	1	1	6	0,5	–	2
50 g Bauernbrot	**95**	**405**	2	1	21	1,5	–	1
45 g Brötchen	**125**	**520**	4	1	27	2,0	–	1
50 g Fladenbrot (Vollkorn)	**185**	**775**	5	2	35	3,0	–	3
40 g Grahambrot	**80**	**340**	3	⊖	16	1,5	–	3
10 g Knäckebrot	**30**	**135**	1	⊖	7	0,5	–	1
10 g Knisterbrot	**35**	**155**	1	1	7	0,5	–	1
40 g Leinsamenbrot	**80**	**330**	3	1	21	2,0	–	5
40 g Pumpernickel	**75**	**310**	3	⊖	15	1,5	–	4
45 g Roggenvollkornbrot, Roggenschrotbrot	**85**	**370**	3	1	17	1,5	–	4
45 g Sechskornbrot	**95**	**405**	3	1	20	2,0	–	4
45 g Sojabrot	**95**	**395**	7	1	15	1,5	–	3
30 g Vollkorntoast	**70**	**300**	3	1	12	1,0	–	2
40 g Weizenschrotbrot	**80**	**340**	3	⊖	16	1,5	–	3
40 g Weizenvollkornbrot	**90**	**380**	3	⊖	18	1,5	–	3
10 g Zwieback (Vollkorn)	**35**	**150**	2	1	6	0,5	–	1

◐ = In geringen Mengen vorhanden ⊖ = Es liegen keine genauen Analysen vor

Lebensmittel	kcal	kJ	Eiweiß g	Fett g	Kohlenhydrate g	KHE/BE	Cholesterin mg	Ballaststoffe g
Getreide und Getreideprodukte 1 leicht gehäufter Eßlöffel (Rohgewicht)								
15 g Amaranth	**55**	**230**	2	1	8	0,5	–	◐
20 g Buchweizen	**65**	**285**	2	⊖	14	1,0	–	1
20 g Buchweizengrütze	**65**	**285**	2	⊖	15	1,0	–	1
20 g Buchweizenvollkornmehl	**70**	**295**	2	1	14	1,0	–	1
2 g Cornflakes (Maisflocken)	**10**	**30**	⊖	⊖	2	–	–	⊖
20 g Dinkelmehl	**65**	**280**	3	1	13	1,0	–	2
20 g Gerstenkörner	**65**	**280**	2	⊖	13	1,0	–	2
20 g Gerstenvollkornmehl	**70**	**295**	2	⊖	14	1,0	–	2
20 g Gerstengraupen	**65**	**280**	2	⊖	14	1,0	–	1
20 g Grünkern, geschrotet	**65**	**280**	2	1	14	1,0	–	2
20 g Grütze (Gerste)	**60**	**265**	2	⊖	13	1,0	–	2
20 g Grütze (Hafer)	**75**	**325**	3	1	14	1,0	–	1
10 g Haferflocken	**35**	**155**	1	1	6	0,5	–	1
10 g Haferkleieflocken	**30**	**130**	◐	1	◐	◐	–	2
20 g Hafermehl	**80**	**330**	3	1	14	1,0	–	◐
20 g Hirse	**70**	**295**	2	1	14	1,0	–	1
12 g Hirsevollkornflocken	**40**	**180**	1	⊖	9	1,0	–	⊖
10 g kernige Haferflocken	**35**	**155**	1	1	6	0,5	◐	1
20 g Maisgrieß (Polenta)	**70**	**295**	2	⊖	15	1,0	–	1
100 g Mehl, Weizen, Type 405	**335**	**1403**	11	1	71	7,0	–	4
100 g Vollkornmehl / Backschrot, Type 1700	**302**	**1262**	11	2	60	5,0	–	13
10 g Roggenflocken	**30**	**130**	1	⊖	6	0,5	–	1
10 g Sojaflocken, vollfett	**50**	**200**	4	2	3	0,5	–	◐

◐ = In geringen Mengen vorhanden ⊖ = Es liegen keine genauen Analysen vor

Lebensmittel	kcal	kJ	Eiweiß g	Fett g	Kohlenhydrate g	KHE/BE	Cholesterin mg	Ballaststoffe g
15 g Sojamehl, halbfett	**50**	**210**	6	1	4	0,5	–	2
10 g Sojamehl, Schrot	**40**	**165**	4	2	1	–	–	2
10 g Vollkorn/Backschrot, Type 1800	**30**	**130**	1	⊖	6	0,5	–	1
10 g Weizenkeime	**30**	**130**	3	1	3	0,5	–	2
Streichfett und Speiseöle								
5 g Butter, 1 gestrichener TL	**40**	**155**	⊖	4	⊖	–	12	–
20 g Butter, 1 Portion	**150**	**620**	⊖	17	⊖	–	50	–
5 g Diätmargarine, 1 gestrichener TL	**35**	**150**	⊖	4	⊖	–	⊖	–
20 g Diätmargarine, 1 Portion	**140**	**590**	16	⊖	–	⊖	–	–
5 g Halbfettmargarine, 1 gestr. TL	**20**	**75**	⊖	2	⊖	–	⊖	–
10 g hochwertige Speiseöle, 1 EL zum Beispiel: Lein-, Mais-, Oliven-, Raps-, Soja-, Saflor-, Sonnenblumen-, Walnuß- und Weizenkeimöl	**110**	**445**	–	10	–	–	–	–
Aufschnitt / Belag / Ei pro Portion 30 g								
Blutwurst (Rotwurst), Thüringer Art	**55**	**220**	6	3	⊖	–	◐	–
Corned beef, deutsch	**40**	**175**	7	2	⊖	–	21	–
Fleischpastete, fettreduziert	**55**	**220**	4	4	–	–	◐	–
Geflügelwurst, fettreduziert	**70**	**305**	5	6	⊖	–	13	–
Lachsschinken	**40**	**175**	7	1	⊖	–	◐	–
Schinken, gekocht ohne Fettrand	**40**	**175**	7	1	⊖	–	18	–
Käse pro Portion 30 g								
Edamer, 30 % Fett i. Tr.	**75**	**315**	8	5	1	–	11	–
Gouda, 30 % Fett i. Tr.	**75**	**315**	8	5	1	–	11	–
Tilsiter, 30 % Fett i. Tr.	**80**	**335**	9	5	1	–	11	–

◐ = In geringen Mengen vorhanden ⊖ = Es liegen keine genauen Analysen vor

Lebensmittel	kcal	kJ	Eiweiß g	Fett g	Kohlenhydrate g	KHE/BE	Cholesterin mg	Ballaststoffe g
Camembert, 10 % Fett i. Tr.	**35**	**150**	6	1	⊖	–	4	–
Romadur, 20 % Fett i. Tr.	**55**	**225**	7	3	⊖	–	6	–
Hand-, Harzer-, Korb-, Mainzer-, Stangenkäse 0,5 % Fett i. Tr.	**40**	**165**	9	⊖	⊖	–	1	–
Schmelzkäse 10 % Fett i. Tr.	**50**	**200**	6	1	3	–	3	–
Schmelzkäse 20 % Fett i.Tr.	**70**	**290**	8	2	⊖	–	8	–
Kochkäse, mager	**25**	**105**	5	⊖	1	–	1	–
Kochkäse, 10 % Fett i. Tr.	**30**	**130**	4	1	1	–	2	–
Kochkäse, 20 % Fett i. Tr.	**40**	**165**	4	2	1	–	4	–
Körniger Frischkäse, 20 % Fett i. Tr.	**30**	**125**	4	1	1	–	5	–
50 g Schichtkäse, 10 % Fett i. Tr.	**35**	**145**	6	1	2	–	3	–
50 g Schichtkäse, 20 % Fett i. Tr.	**45**	**190**	6	3	2	–	8	–
50 g Magerquark	**35**	**145**	6	⊖	1	–	–	–
50 g Speisequark, 10% Fett i. Tr.	**40**	**170**	6	1	2	–	3	–
1 mittelgroßes Hühnerei, ca. 60 g	**90**	**380**	8	7	⊖	–	234	–
Konfitüre pro Portion 20 g (2 TL)								
Diabetiker-Marmelade	**40**	**170**	–	–	7	0,5	–	⊖
Konfitüre, 50 % kalorienreduziert	**25**	**110**	⊖	–	6	0,5	–	⊖
Milch und Milchprodukte								
200 ml Buttermilch, 1 Glas	**75**	**315**	7	1	8	1,0	8	
250 g Dickmilch, pur, 1,5 % Fett, 1/2 Becher	**135**	**485**	9	4	10	1,0	15	–
200 ml fettarme Milch, fettarme H-Milch, 1,5 % Fett, 1 Glas	**95**	**395**	7	3	9	1,0	10	–
200 ml Magermilch, 0,3 % Fett, 1 Glas	**70**	**295**	7	⊖	10	1,0	6	–

◐ = In geringen Mengen vorhanden ⊖ = Es liegen keine genauen Analysen vor

Lebensmittel	kcal	kJ	Eiweiß g	Fett g	Kohlenhydrate g	KHE/BE	Cholesterin mg	Ballaststoffe g
200 ml Molke, süß, 1 Glas	**50**	**215**	2	⊖	9	1,0	4	–
150 g fettarmer Joghurt, 1,5 % Fett, 1 Becher	**75**	**315**	5	2	7	0,5	8	–
125 g fettarmer Kefir, 1,5 % Fett, 1 Becher	**60**	**245**	5	2	4	0,5	7	–
Fleisch pro Portion 125 g								
Lammfleisch:								
Filet	**140**	**590**	25	4	⊖	–	84	–
Schnitzel	**165**	**685**	24	8	⊖	–	87	–
Kalbfleisch:	**120**	**510**						
Filet			25	1	⊖	–	87	–
Haxe	**125**	**530**	26	2	⊖	–	87	–
Kotelett	**135**	**570**	26	3	⊖	–	87	–
Schnitzel	**130**	**540**	25	2	⊖	–	87	–
Rindfleisch:								
Hüfte	**135**	**570**	26	3	⊖	–	75	–
Filet	**150**	**635**	27	5	⊖	–	87	–
Keule (Schlegel)	**185**	**775**	26	9	⊖	–	150	–
Roastbeef / Lende	**165**	**685**	28	6	⊖	–	80	–
Roulade	**145**	**605**	27	4	⊖	–	70	–
Schweinefleisch:								
Nuß, mager, schier	**130**	**540**	26	1	⊖	–	60	–
Filet	**130**	**560**	27	3	⊖	–	87	–
Kotelett	**165**	**685**	27	6	⊖	–	75	–
Lende / Steak / Hüfte	**130**	**560**	27	3	⊖	–	80	–
Schnitzel	**130**	**560**	28	2	⊖	–	81	–

◐ = In geringen Mengen vorhanden ⊖ = Es liegen keine genauen Analysen vor

Lebensmittel	kcal	kJ	Eiweiß g	Fett g	Kohlenhydrate g	KHE/BE	Cholesterin mg	Ballaststoffe g
Hackfleisch								
pro Portion, 100 g								
Gehacktes halb + halb	**260**	**1090**	20	20	⊖	–	65	–
Tatar	**115**	**475**	21	3	⊖	–	70	–
Würstchen								
70 g Wiener Würstchen, 1 Paar	**215**	**880**	8	20	⊖	–	43	–
Geflügel / Wild								
pro Portion, 125 g Rohgewicht								
Huhn, Brust, mit Haut	**180**	**760**	28	8	⊖	–	83	–
Putenbrust / Putenschnitzel	**130**	**560**	30	1	⊖	–	75	–
Putenkeule	**145**	**600**	26	5	⊖	–	94	–
Hase	**140**	**590**	27	4	⊖	–	81	–
Hirsch	**140**	**590**	26	4	⊖	–	73	–
Kaninchen	**190**	**795**	26	10	1	–	104	–
Rehkeule	**120**	**510**	27	2	⊖	–	75	–
Rehrücken	**150**	**630**	28	4	⊖	–	81	–
Wildschweinkeule	**135**	**565**	24	4	1	–	81	–
Fasan	**190**	**795**	30	8	1	–	80	–
Rebhuhn	**310**	**1290**	45	11	–	–	112	–
Taube	**210**	**880**	26	12	2	–	137	–
Wachtel	**135**	**565**	27	2	⊖	–	55	–
Wildente	**180**	**760**	15	12	–	–	100	–
Fisch								
pro Portion, 150 g Rohgewicht								
Barsch	**120**	**510**	28	1	–	–	108	–
Felchen (Renke)	**150**	**630**	27	5	–	–	125	–
Flunder	**110**	**460**	25	1	–	–	72	–

◐ = In geringen Mengen vorhanden ⊖ = Es liegen keine genauen Analysen vor

Lebensmittel	kcal	kJ	Eiweiß g	Fett g	Kohlenhydrate g	KHE/BE	Cholesterin mg	Ballaststoffe g
Forelle	**155**	**650**	29	4	–	–	84	–
Hecht	**120**	**510**	28	1	–	–	95	–
Heilbutt	**145**	**600**	30	3	–	–	61	–
Hering, Ostsee	**230**	**960**	27	14	–	–	66	–
Kabeljau / Dorsch	**115**	**480**	26	1	–	–	75	–
Karpfen	**175**	**730**	27	7	–	–	113	–
Lachs	**305**	**1275**	30	20	–	–	65	–
Makrele	**275**	**1150**	28	18	–	–	103	–
Rotbarsch / Goldbarsch	**160**	**665**	27	5	–	–	57	–
Sardine	**180**	**760**	29	8	–	–	68	–
Schellfisch	**115**	**480**	27	1	–	–	93	–
Schleie	**115**	**480**	27	1	–	–	45	–
Scholle	**130**	**560**	26	3	–	–	95	–
Seelachs / Köhler	**120**	**510**	27	1	–	–	107	–
Seezunge	**125**	**520**	26	2	–	–	75	–
Steinbutt	**125**	**520**	25	3	–	–	107	–
Stör	**135**	**565**	27	3	–	–	◐	–
Thunfisch	**340**	**1410**	32	23	–	–	150	–
Tintenfisch (Kalamares)	**110**	**460**	24	1	–	–	150	–
Krusten-, Schalen- und Weichtiere pro Portion, 100 g Rohgewicht								
Austern, ausgelöstes Fleisch	**66**	**276**	9	1	5	0,5	260	–
Hummer, ausgelöstes Fleisch	**80**	**340**	16	2	–	–	135	–
Krabben / Garnelen, ausgelöstes Fleisch	**85**	**355**	19	1	–	–	138	–

◐ = In geringen Mengen vorhanden ⊖ = Es liegen keine genauen Analysen vor

Lebensmittel	kcal	kJ	Eiweiß g	Fett g	Kohlenhydrate g	KHE/BE	Cholesterin mg	Ballaststoffe g
Krebsfleisch in Dosen	**90**	**380**	18	2	–	–	570	–
Muscheln/Miesmuscheln ausgelöst	**50**	**215**	10	1	⊖	–	126	–
Scampi/Langusten	**85**	**355**	17	1	1	–	140	–
Shrimps, ausgelöst	**90**	**390**	10	1	–	–	◐	–
Gemüse und Salate								
pro Portion, 200 g geputzte Rohware								
Die folgenden Gemüse und Salate sind als Portionen von etwa 200 g auch mehrmals am Tag ohne KHE/BE-Anrechnung erlaubt. Bei Ausnahmen werden die KHE/BE angegeben.								
Artischocken, 2 Stück	**90**	**370**	10	⊖	14	–	–	22
Auberginen	**35**	**145**	2	⊖	5	–	–	6
Bambussprossen	**35**	**145**	5	1	2	–	–	3
Blumenkohl	**45**	**190**	5	1	5	–	–	6
Bohnen, grün/Busch- und	**65**	**275**						
Stangenbohnen			5	⊖	10	–	–	4
Brokkoli	**50**	**220**	7	⊖	5	–	–	6
Chicorée	**30**	**135**	3	⊖	5	–	–	3
Chinakohl	**25**	**105**	2	1	2	–	–	4
Erbsen, grün	**140**	**585**	13	1	25	2	–	8
Fenchel	**45**	**200**	5	1	6	–	–	8
Grünkohl/Braunkohl	**75**	**310**	9	2	5	–	–	8
Gurke/Gemüse- oder Salatgurke	**25**	**100**	1	⊖	4	–	–	1
Kohlrabi	**50**	**210**	4	⊖	7	–	–	3
Kürbis	**50**	**210**	2	⊖	9	–	–	4
Lauch/Porree	**50**	**210**	4	1	6	–	–	5
Lunja/Bohnenkeimlinge	**45**	**190**	6	1	4	0,5	–	2
Maiskörner/Zuckermais	**175**	**740**	7	2	31	2,5	–	8

◐ – In geringen Mengen vorhanden ⊖ – Es liegen keine genauen Analysen vor

Lebensmittel	kcal	kJ	Eiweiß g	Fett g	Kohlenhydrate g	KHE/BE	Cholesterin mg	Ballaststoffe g
Mangold	**30**	**120**	4	⊖	1	–	–	4
Möhren / Karotten	**50**	**210**	2	⊖	10	–	–	7
Opuntie / Kaktusfeige	**70**	**295**	2	1	14	1	–	10
Paprikaschoten / Peperoni	**40**	**170**	2	1	6	–	–	7
Portulak	**30**	**120**	3	1	9	–	–	4
Radieschen, 1 Bund, 80 g	**10**	**40**	1	⊖	2	–	–	1
Rhabarber	**25**	**105**	1	⊖	3	–	–	6
Rosenkohl	**70**	**295**	9	1	7	–	–	9
Rote Bete	**80**	**335**	3	⊖	17	–	–	5
Rotkohl / Blaukraut	**45**	**185**	3	⊖	7	–	–	5
Schwarzwurzeln	**30**	**120**	3	1	2	–	–	34
Sellerie (Bleich-)	**30**	**120**	2	⊖	4	–	–	5
Sellerie (Knollen-)	**35**	**145**	3	1	5	–	–	8
Spargel	**35**	**145**	4	⊖	4	–	–	3
Spinat	**30**	**120**	5	1	1	–	–	5
Steckrübe	**70**	**295**	2	⊖	14	–	–	5
Tomaten	**35**	**145**	2	⊖	5	–	–	2
Weißkohl / Weißkraut	**50**	**210**	3	⊖	8	–	–	6
Wirsingkohl	**50**	**210**	6	1	5	–	–	5
Zucchini	**35**	**145**	3	1	4	–	–	2
Zwiebel / Gemüse-	**60**	**250**	4	⊖	8	–	–	4
Salat *pro Portion, 50 g geputzte Rohware*								
Brunnenkresse	**10**	**40**	⊖	⊖	2	–	–	⊖
Chicorée	**7**	**35**	⊖	⊖	1	–	–	⊖

◐ = In geringen Mengen vorhanden ⊖ = Es liegen keine genauen Analysen vor

Lebensmittel	kcal	kJ	Eiweiß g	Fett g	Kohlenhydrate g	KHE/BE	Cholesterin mg	Ballaststoffe g
Eisbergsalat	**5**	**20**	1	⊖	1	–	–	1
Endivien-Feldsalat	**5**	**20**	1	⊖	1	–	–	1
Gartenkresse	**20**	**70**	2	⊖	2	–	–	2
Kopfsalat	**5**	**20**	1	⊖	1	–	–	1
Löwenzahnblätter	**25**	**110**	1	⊖	4	–	–	1
Römischer Salat	**10**	**40**	1	–	1	–	–	1
Sauerampfer	**10**	**40**	1	⊖	1	–	–	2
Wegerich	**60**	**250**	1	⊖	14	1	–	3
Pilze pro Portion, 200 g geputzte Rohware								
Austernpilze	**20**	**80**	5	⊖	7	0,5	–	12
Champignons	**30**	**125**	5	⊖	1	–	–	12
Hallimasch	**30**	**125**	4	1	⊖	–	–	14
Pfifferlinge	**25**	**105**	3	1	⊖	–	–	9
Steinpilze	**40**	**170**	7	1	1	–	–	12
Hülsenfrüchte pro Portion, 60 g Rohgewicht								
Adzukibohnen	**170**	**715**	13	1	32	2,5	–	10
Bohnen, weiß	**155**	**650**	13	1	24	2,0	–	10
Erbsen, gelb	**210**	**880**	14	⊖	34	3,0	–	10
Kichererbsen	**165**	**685**	12	2	25	2,0	–	6
Kidneybohnen	**185**	**775**	12	2	30	2,5	–	9
Linsen	**190**	**795**	14	1	31	2,5	–	6
Saubohnen	**185**	**775**	14	1	29	2,5	–	6
Sojabohnen	**195**	**810**	20	11	4	–	–	13

◐ = In geringen Mengen vorhanden ⊖ = Es liegen keine genauen Analysen vor

Lebensmittel	kcal	kJ	Eiweiß g	Fett g	Kohlenhydrate g	KHE/BE	Cholesterin mg	Ballaststoffe g
Sojakeime/Sojasprossen	**30**	**125**	3	1	3	–	–	1
Tofu «Sojaquark»	**50**	**210**	5	3	⊖	–	–	–
Wachtelbohnen	**200**	**840**	14	1	33	3,0	–	10
Beilagen								
200 g Kartoffeln mit Schale/ Pellkartoffeln	**140**	**590**	4	⊖	30	2,5	–	3
200 g Kartoffeln ohne Schale gekocht	**140**	**590**	4	⊖	29	2,5	–	5
200 g Flockenpüree, Zubereitung ohne Milch und Butter	**60**	**250**	2	1	11	2,0	⊖	◐
100 g gekochter Kloß (1 Stück)	**95**	**400**	1	⊖	22	2,0	–	◐
50 g Graupen	**170**	**710**	5	1	35	3,0	:	2
20 g Hafergrütze	**75**	**325**	3	1	14	1,0	–	1
60 g Hirse	**210**	**900**	6	3	42	3,5	–	3
50 g Reis/Naturreis, Vollkornreis	**175**	**730**	4	1	37	3,0	–	2
30 g Wildreis	**100**	**420**	4	1	22	2,0	–	1

◐ = In geringen Mengen vorhanden ⊖ = Es liegen keine genauen Analysen vor

Was Sie essen sollten

In den nun folgenden Tabellen können Sie auf einen Blick erkennen, welche Lebensmittel für Sie besonders geeignet sind.

Unter die Rubrik **sehr empfehlenswert** fallen Getreide und deren Produkte, Gemüse, Obst und Hülsenfrüchte. Sie enthalten viele Vitamine, Mineralstoffe und Ballaststoffe. Auch Nüsse und Samen gehören wegen ihres Vitamin E- und Kaliumanteils in diese Kategorie wie auch Seefisch, fettarme Milch und Milchprodukte. In der Gruppe **empfehlenswert** finden Sie Lebensmittel wie mageres Fleisch und magere Wurstsorten, Fisch, Käse bis zu 30 % Fett i. Tr. Diese Lebensmittel können Sie «genießen», aber bitte in kleinen Portionen und nicht täglich. Denn als Devise gilt nach wie vor: Sparsam mit Fetten umgehen, auch mit denen, die das Auge nicht sieht.

Weniger empfehlenswert sind die Lebensmittel, die fett sind, viel Kalorien, Cholesterin, Zucker und wenig Ballaststoffe enthalten. Tierische Fette mit gesättigten Fettsäuren gehören auf «Sparflamme».

Lebensmittel	**Sehr empfehlenswert**	**Empfehlenswert**	**Weniger empfehlenswert**
Getreide, Getreide-produkte	Getreidesprossen Vollkornschrot Getreidevollkorn-flocken und Kleie mit Keim aus: Buchweizen Dinkel Gerste Grünkern Hafer Hirse Roggen Weizen Haferkleie mit Keim Hohe Mehltypen: Roggen (Typen 1590–1800) Weizen (Typen 1600–2000) Ballaststoff-knäcke	Buchweizen Buchweizengrütze Buchweizen-vollkornmehl Dinkelmehl Gerstengraupen Gerstenvollkorn-mehl Grünkern, geschrotet Haferflocken, kernige Hafergrütze Hafermehl Maisgrieß (Polenta) Reis, Naturreis, Vollkornreis Roggenkeime Sago, Tapioka Sojaflocken Sojamehl Sojaschrot Weizenkeime Weizenkleie Wildreis Quinoa Fladenvollkornbrot Leinsamenbrot Grahambrot Roggenvollkornbrot Sojabrot Vierkornbrot Vollkornbrötchen Vollkorn-Knäcke Vollkorn-Sesam-Knäcke Vollkorn-Toast Vollkorn-Zwieback Weizenschrotbrot Weizenvollkornbrot	niedrig ausgemahlene Mehle: Roggen (Type 610) Weizen (Type 405) Blätterteig Croissant Brötchen Graubrot Roggenmischbrot Toastbrot Waffelbrot Weißbrot Kekse, Kuchen Mehlspeisen und Torten (mit Butter oder Eier und Sahne hergestellt) Eierteigwaren Choco-Crispies Knusper-Flakes Weizen-Flakes

Lebensmittel	Sehr empfehlenswert	Empfehlenswert	Weniger empfehlenswert
		Mehlspeisen aus Vollkornmehl, Kekse, Kuchen	
pflanzlicher Brotaufstrich		Vegetabile Pasten (Reformhaus)	
Kartoffeln	Kartoffeln mit Schale (Pellkartoffeln) Folienkartoffeln	Blechkartoffeln Folienkartoffeln Kartoffeln ohne Schale (Salzkartoffeln) Kartoffelpüree Kartoffelklöße Kräuterkartoffeln Pommes frites vom Blech ohne Fett Süßkartoffeln (Batate)	Bauernfrühstück Bratkartoffeln Kartoffelkroketten Kartoffelpuffer (Reibeplätzchen) Pommes frites, fritiert Schweizer Rösti alle Fertiggerichte Kartoffelchips
Hülsenfrüchte	Adzukibohnen Bohnen, weiß, trocken Erbsen, gelb, trocken Kichererbsen, trocken Kidneybohnen, trocken Linsensprossen Linsen, trocken Mungobohnensprossen Saubohnen Sojabohnen, trocken Sojakeime Sojasprossen Sojamilch Tofu / Sojaquark Wachtelbohnen, trocken	zubereitete Sojaprodukte (Fleischersatz)	Hülsenfrüchte in Dosen (Fertiggerichte)

Lebensmittel	Sehr empfehlenswert	Empfehlenswert	Weniger empfehlenswert
Gemüse	Artischocken Auberginen Bambussprossen Blumenkohl Bohnen, grün, gelb (Busch- und Stangenbohnen) Brokkoli Chicorée Chilischoten Chinakohl Erbsen, grün Fenchel (mit Kraut) Frühlingszwiebeln Grünkohl (Braunkohl) Gurke Knoblauch Kohlrabi Kürbis Lauch (Porree) Mais Mangold Maniok Meerrettich Möhren / Karotten Oliven* Palmherzen Paprikaschoten Pastinake Peperoni Pfefferschoten Portulak Radieschen Rettich Rhabarber Rosenkohl Rote Bete Rotkohl Schwarzwurzeln	Erntefrisch tiefgefrorenes Gemüse Eßkastanien (Maronen) Gemüsebananen (Mehlbananen)	Gemüse-konserven und -fertiggerichte

* Oliven haben einen hohen Salzgehalt. Für kochsalzempfindliche Personen mit hohem Blutdruck weniger zu empfehlen.

Lebensmittel	Sehr empfehlenswert	Empfehlenswert	Weniger empfehlenswert
	Sauerampfer Sellerie Spargel Spinat Steckrüben Tomaten Topinambur Weiße Rüben Weißkohl (Weißkraut) Wirsingkohl Zucchini(blüten) Zuckererbsen Zwiebeln		
Milchsaures Gemüse	Gurke Kürbis Mixed Pickles Oliven Rote Bete (Rote Rüben) Sauerkraut		
Blattsalate	Brunnenkresse Chicorée Eisbergsalat Endivien/Eskariol Feldsalat Gartenkresse Kopfsalat Löwenzahnblätter Radicchio Rucola/Rauke Römischer Salat Sauerampfer Wegerich		
Frisches Obst ►► Wegen des Fruchtzuckers der täglichen Kohlenhydratmenge anpassen	Ananas Äpfel Aprikosen Avocado Bananen Birnen Brombeeren Clementinen	Acerolas (Westindische Kirschen) Akees (Akipflaumen) Granatäpfel Guaven Kakifrüchte	Datteln

Lebensmittel	**Sehr empfehlenswert**	**Empfehlenswert**	**Weniger empfehlenswert**
	Erdbeeren Feigen, frisch Grapefruit Hagebutten Heidelbeeren Holunderbeeren Johannisbeeren Kirschen Kiwis Kürbis Mandarinen Mangos Melone Mirabellen Moosbeeren Nektarinen Orangen Pfirsiche Pflaumen Preiselbeeren Quitten Sanddornbeeren Schlehen Stachelbeeren Zitronen	Kaktusfeigen Kumquats (Zwergorangen) Limonen Limetten Litschis Maulbeeren Papayas Passionsfrüchte Tamarillos (Baumtomaten) Weintrauben	
Pilze	Austernpilze Champignons (Zuchtbetrieb) Shiitake-Pilze Trüffeln		Wildpilze wie Birkenpilze Butterpilze Champignons Hallimasche Pfifferlinge Reizker Steinpilze (enthalten viel Schadstoffe)
Nüsse und Samen **►► Achtung! Dies sind Kalorienbomben!**	Cashewnüsse Erdnüsse Haselnüsse Kürbiskerne Leinsamen (ungeschält)		Kokosnüsse Nüsse (gesalzen) Nußprodukte (Nuß-Nougat- Creme, Schokolade, Nutella)

Lebensmittel	Sehr empfehlenswert	Empfehlenswert	Weniger empfehlenswert
	Lupinensamen (ungeschält) Macadamianüsse Mandeln (süß) Mohnsamen Paranüsse Pekannüsse Pinienkerne Pistazienkerne Sesamsamen Sonnenblumen-kerne Walnüsse		
Fleisch (höchstens 125 g pro Portion)		Mageres Fleisch von: Lamm Kalb Rind Schwein Ziege	Panierte und fritierte Fleischstücke fettes, gepökeltes, geräuchertes Fleisch Fertiggerichte mit Fleisch Innereien wie Herz, Hirn, Bries, Lunge, Leber, Nieren, Zunge (enthalten besonders viel Cholesterin und Schadstoffe)
Wurst- und Fleischwaren Aufschnitt		Fettarme Wurstsorten (z. B. Diätwurst unter 10 % Fett) Braten, mager Bündner Fleisch Corned beef (deutsch) Fischsülze Geflügelsülze Geflügelwurst Lachsschinken Nußschinken	(hoher Fett- und Salzgehalt) Blutwurst Konserven und Fertiggerichte Fleisch- und Wurstsalate Leberwurst Mett Salami Schinken (roh mit Fettrand)

Lebensmittel	Sehr empfehlenswert	Empfehlenswert	Weniger empfehlenswert
		Rindersaftschinken Roastbeef Schinken (roh oder gekocht ohne Fettrand)	Streichwürste Zungenwurst
Geflügel (höchstens 125 g pro Portion)		Hähnchen (ohne Haut) Pute	Ente Gans Suppenhuhn
Wild		Hase Hirsch Kaninchen Reh Rentier Wildschwein Fasan Rebhuhn Wachtel Wildente	Mit Speckstreifen gespicktes oder umwickeltes Wild
Fisch	Hering Lachs Makrele Thunfisch	Äsche Flunder Forelle Goldbarsch (Rot)barsch Hecht Heilbutt Kabeljau (Dorsch) Katfisch (Steinbeißer) Meeräsche Schellfisch Schleie Scholle Schwertfisch Seehecht Seelachs (Köhler) Seeteufel Steinbutt Zander	Aal Bückling Sardelle Schillerlocke Ölsardine Fischfrikadelle (Tk) Fischkonserven Fischstäbchen (Tk)

Lebensmittel	Sehr empfehlenswert	Empfehlenswert	Weniger empfehlenswert
Schalen- und Krustentiere ►► Bei Diabetikern mit erhöhtem Cholesterinspiegel sind sie weniger zu empfehlen!		Austern Hummer Krabben (Garnelen) Krebs Krill Muscheln Scampi (Langusten) Schnecken Shrimps	
Eier ►► Bei Diabetikern mit erhöhtem Cholesterinspiegel gelegentlich ein Ei am Sonntag!		2–3 Eier in der Woche	
Milch und Milchprodukte	Buttermilch Dickmilch (1,5 %) Joghurt (1,5 %) Milch (1,5 %) Molke (süß) Kefir (1,5 %) Magermilch (0,3 %)		Vollfett-Milchprodukte aller Art, insbesondere mit Zucker, Früchten, und anders angereicherte Produkte
Käse	Handkäse Harzer Korbkäse körniger Frischkäse (10 % Fett i. Tr.) Magerquark Schichtkäse (10 % Fett i. Tr.)	Hüttenkäse (20 % Fett i. Tr.) magere Käsesorten (bis zu 30 % Fett i. Tr.) wie Camembert Edamer Gouda körniger Frischkäse (20 % Fett i. Tr.) Limburger Ricotta Romadur	Vollfettkäse (über 30 % Fett i. Tr.) wie Brie Butterkäse Chester Edelpilzkäse Emmentaler Gorgonzola Mascarpone Mozzarella Rahmfrischkäse Roquefort Schweizer Käse

Lebensmittel	Sehr empfehlenswert	Empfehlenswert	Weniger empfehlenswert
Fette / Speiseöle	Distelöl (Safloröl) Leinöl Maiskeimöl Olivenöl Rapsöl Sojaöl Sonnenblumenöl Walnußöl Weizenkeimöl	Diätmargarine Halbfettmargarine Diätmayonnaisen Diätremouladen auf Magerquark-basis selbst hergestellt	Crème fraîche Crème double (40 %) Schlagsahne (30 %) Schmand (24 %) Saure Sahne (10 %) Butter Normale Margarine mit wenig mehrfach ungesättigten Fettsäuren, alle tierischen Fette (Rindertalg), Gänse- und Schweineschmalz, Speck Erdnußfett Kokosfett Palmkernfett handelsübliche Mayonnaisen Remouladen
Suppen / Saucen		selbst hergestellte, entfettete Brühen, Saucen und Suppen Gemüsehefebrühe aus dem Reformhaus	Brühwürfel Fertigsaucen und -suppen fette Saucen und Suppen gekörnte Brühe
Getränke	Frisch gepreßte, ungezuckerte Obst- und Gemüsesäfte (vor allem Karottensaft) milchsaure Säfte Früchte- und Kräutertees Grüner Tee Mineralwasser Trinkmolke, natur	Kaffee (in Maßen!) 2–3 Tassen schwarzer Tee am Tag gelegentlich ein Glas Bier, trockener Rot- oder Weißwein oder Sekt (nach Absprache mit Ärztin / Arzt)	alle zuckerhaltigen Getränke (d. h. Cola-Getränke, Fruchtnektare, Limonaden, Obst- und Gemüsesäfte) Liköre Gin, «harte» Schnäpse Weinbrände Whisky

Lebensmittel	**Sehr empfehlenswert**	**Empfehlenswert**	**Weniger empfehlenswert**
Zucker Süßigkeiten		Süßstoffe Zuckeraustausch-stoffe in kleinen Mengen	Haushaltszucker kaltgeschleuderter Honig Birnendicksaft Bonbons Fruchtgummi Konfekt Lakritze Marzipan Nougat Schokolade Speiseeis
Gewürze / Kräuter / Salz / Würzmittel	Garten- und Wild-kräuter (frisch) Gewürze aller Art Ingwerwurzel Knoblauch Kräuter- und Obstessig frischer Meerrettich Zitronensaft	Bierhefe Garten- und Wildkräuter (Tk) Geringe Mengen an fluoridiertem und jodiertem Kochsalz Hefeflocken Hefepasten	Aromastoffe künstliche Fertigwürzen Gewürz-mischungen Gewürzsaucen Tomatenketchup

Die optimale Ernährung – nicht nur für Diabetiker

Keine Sorge: Die optimale Ernährung für Diabetiker ist keine «Diät», sondern eine abwechslungsreiche, schmackhafte Kost! Sie wird obendrein auch den anderen Familienmitgliedern Freude machen. Denn diese Ernährung ist für alle optimal. Denken Sie an die Mittelmeerküche in Spanien, Italien, Portugal, Südfrankreich: Dort ißt man sehr viel Gemüse, Obst und Getreideprodukte (Nudeln, Spaghetti), eher Fisch als Fleisch, würzt mit duftendem Knoblauch sowie vielen frischen Kräutern. Und fast alle Speisen werden mit köstlichem Olivenöl zubereitet. Machen Sie das nach:

- ▷ Bringen Sie viele ballaststoffreiche Lebensmittel auf den Tisch: Getreide und Getreideprodukte in jeder «vollen» Form: Vollkornbrot, Vollkornflocken (vor allem Hafer, Gerste, Roggen, Weizen, Naturreis), Kartoffeln, reichlich frisches Gemüse und frisches Obst, Zwiebeln, Knoblauch und Kräuter.
- ▷ Verzichten Sie auf fettes Fleisch, fette Käsesorten, Mayonnaisen, Sahne. Ist Ihr Cholesterinspiegel erhöht, sollten Sie nicht mehr als 300 Milligramm Cholesterin pro Tag durch die Nahrung aufnehmen – also:
- ▷ Fleisch nur in kleinen Mengen und guter Qualität!
- ▷ Beim Belag ebenfalls Mageres wählen: Magere Wurst, Schinken ohne Fettrand, Roastbeef, Geflügelwurst, vegetarische Pasten, fettarmen Käse (höchstens 30 Prozent Fett i. Tr.), Magerquark, Schichtkäse, Tomaten, frische Gurke oder Radieschen.

- ▷ Gleiches gilt für alle Milchprodukte: nach Möglichkeit täglich $^1/_4$ l fettarme Milch (1,5 % Fett), Buttermilch oder fettarme Milcherzeugnisse wie Joghurt und Kefir vorziehen.
- ▷ Fett einsparen, wo es nur möglich ist! Zum Bestreichen, Kochen oder Backen Butter oder Margarine nehmen oder Pflanzenöle bevorzugen, die viel ungesättigte Fettsäuren enthalten: Maiskeim-, Oliven-, Raps-, Soja-, Sonnenblumen- und Walnußöl.

  Tip: Zum Backen / Erhitzen keine wertvollen Öle benutzen, die Inhaltsstoffe der mehrfach ungesättigten Fettsäuren verändern sich.
- ▷ Wegen der günstigen Omega-3-Fettsäuren und des Jodgehalts: Möglichst zweimal pro Woche Seefisch auf den Tisch.
- ▷ Günstig sind fettsparende Zubereitungsarten wie Braten in der kunststoffbeschichteten Pfanne, Garen in der Folie, in der Mikrowelle, im Bratschlauch, im Wok sowie Dünsten, Dämpfen, Grillen (Seite 158).

Kleine Kuren für zu Hause – Spezialtage zur Entlastung des Stoffwechsels

Bereits im Altertum wußte die Medizin um das erweiterte Fasten und dessen Wohltaten für den menschlichen Körper und die Seele. Aus vielerlei Gründen kann es sinnvoll sein, von Zeit zu Zeit einen Fasten- oder Entschlackungstag einzulegen. Sie

- ▷ entwässern dadurch Ihren Körper, wenn Sie Wassereinlagerungen haben,
- ▷ entlasten Ihren Stoffwechsel und den Kreislauf,
- ▷ regulieren erhöhten Blutdruck,
- ▷ senken die Blutfettwerte,
- ▷ unterstützen den Abbau von Fettgewebe und
- ▷ **senken den Blutzuckerspiegel.**

Achten Sie darauf, daß Sie Ihre «Kur» auf einen Tag legen, an dem Sie keinen Streß oder besonders schwierige oder anstrengende Arbeiten zu erledigen haben; vielleicht paßt ein Wochenende besonders gut? Außerdem sollten Sie vorher unbedingt mit Ihrer Hausärztin oder Ihrem Hausarzt sprechen.

Gemüsetag

Heute gibt es den ganzen Tag Gemüse – von morgens bis abends! Und zwar insgesamt etwa zwischen 1250 und 1500 Gramm – geputzt – auf fünf Mahlzeiten verteilt. Jedes frische Gemüse ist erlaubt, tiefgefrorenes darf ergänzt werden. Mindestens ein Drittel der Gemüsemahlzeit sollte aus Rohkost bestehen, weil das Gemüse in diesem Zustand die meisten Vitamine und Mineralstoffe enthält. Zu trinken gibt es eineinhalb bis zweieinhalb Liter kalorienarme Flüssigkeit, gegebenenfalls auch mehr, wenn es der Arzt empfiehlt oder Sie einfach mehr trinken.

Zubereitung: Das Gemüse unter fließendem, kaltem Wasser waschen und kleinschneiden. Die Stücke in wenig kochendes Wasser geben und zugedeckt garen, am besten dämpfen oder dünsten (siehe Seite 158 im Service-Teil).

Geizen Sie mit Fett! Allerdings: Zur Aufnahme von fettlöslichen Vitaminen und der essentiellen Fettsäuren ist etwas Fett notwendig; also ein bis zwei Eßlöffel Sonnenblumen- oder Maiskeimöl für den Salat oder im Dip über den Tag verteilt! Würzen Sie – ruhig üppig – mit Kräutern; lassen Sie den Salzstreuer stehen. Probieren Sie statt dessen Hefeflocken. Sie sind reich an Vitamin B und Kalium.

Ein solcher Gemüsetag liefert reichlich Ballaststoffe, die den Darm sättigen, ihn gut beschäftigen und den Stuhlgang fördern. Die Mahlzeiten sind arm an Kalorien, aber reich an Vitaminen und Mineralstoffen.

Vor allem übergewichtige Typ-2-Diabetiker profitieren von einem regelmäßigen Gemüsetag. Nach Absprache mit Ihrer Ärztin oder Ihrem Arzt ist es ratsam, auch mehrere Tage hintereinander nur Gemüse, roh oder gedünstet, als «Tagesmenüs» auszuprobieren. Geben Sie dann zusätzlich 30–35 g tierisches, fettarmes Eiweiß pro Tag dazu. Das läßt die Pfunde purzeln und hilft, besonders hohen Blutzucker zu senken.

Reis-Obst-Tag

250 Gramm Naturreis kommen heute auf den Tisch – nach und nach bei fünf bis sechs Mahlzeiten. Der Reis wird gekocht, dazu gibt es gedünstetes Obst (ohne Zucker). Leckere und gesunde Kombinationen ergeben sich mit Apfel- und Birnenkompott. Zu jeder Portion Reis gibt es 200 Gramm Obst. Wer es abwechslungsreicher haben möchte, kann zwei der Tagesportionen auch mit gedünstetem Gemüse, z. B. mit Tomaten, Spargel, Schmorgurken oder Champignons, kombinieren.

Zubereitung: 250 Gramm Naturreis in einem Sieb unter fließendem, kaltem Wasser waschen. In einem großen Topf etwa drei Liter Wasser zum Kochen bringen, den Reis hineinschütten und 25 bis 30 Minuten bei schwacher Hitze zugedeckt garen. Danach in ein Sieb schütten, mit kaltem Wasser abschrekken und abtropfen lassen.

Wenn Sie Gemüse dazu essen möchten, garen Sie es mit wenig Flüssigkeit ohne Salz; zum Würzen eignen sich frische Kräuter sowie Hefeflocken. Zum Schluß können Sie etwas Pflanzenöl (Distel-, Walnuß-, Sonnenblumen- oder Olivenöl, maximal ein bis zwei Eßlöffel pro Tag) unter das Gemüse mischen; in diesen Ölsorten sind die lebensnotwendigen (essentiellen) Fettsäuren enthalten. Den Reis in fünf bis sechs Portionen teilen. Die einzelnen Reisportionen können Sie je nach Belieben mit Kompott oder mit dem gedünsteten Gemüse mischen oder beides getrennt auf den Tisch bringen.

An den Reis-Obst-Tagen bekommt der Körper kaum Fett, aber dafür reichlich Vitamine und Mineralstoffe, vor allem Kalium. Reis wirkt in Verbindung mit Obst, Kompott und Gemüse entwässernd; eingelagertes Wasser und im Gewebe vorhandenes Natrium werden ausgeschieden, Kreislauf und Herz entlastet, und der erhöhte Blutzucker sowie ein eventuell erhöhter Blutdruck werden reguliert.

Rezepte von A–Z für den Typ-2-Diabetes mellitus

Die folgenden Rezepte von A–Z sind abwechslungsreich, fettarm und schmecken gut. Sie sind nicht nur für Typ-2-Diabetiker geeignet, sondern für jeden, der sich vollwertig ernähren möchte.

Zusätzlich wurden die Rezepte pro Portion nach Nährstoffen: Eiweiß g = E g, Fett g = F g, Kohlenhydrate g = KH g, Kohlenhydrateinheit / Broteinheit = KHE / BE, Energie: Kilokalorie bzw. Kilojoule = kcal bzw. kJ sowie Cholesterin mg und Ballaststoffen g, berechnet.

Die Rezepte sind – wenn nicht anders angegeben – für zwei Personen. Und nun viel Spaß beim Ausprobieren. Guten Appetit!

Apfelstrudel

Zutaten für einen Strudel (ca. 13 Stücke)

Für den Teig

125 ml kaltes Wasser, 1 mittelgroßes Ei (Kl. M bzw. 3), 1 Messerspitze Jodsalz, 20 ml Pflanzenöl, z. B. Walnußöl (2 EL), 270 g Weizenvollkornmehl

Für die Füllung

700 g säuerliche Äpfel (z. B. Boskop) geschält und entkernt, 1 EL Walnüsse (klein gehackt), 40 g Diätmargarine oder Butter (4 gestr. EL), nach Geschmack: Zimtpulver, 10 g Fruchtzucker oder Zucker (1 gestr. EL)

Für das Backblech

1 TL Pflanzenöl, z. B. Walnußöl

Das Wasser mit dem Ei, dem Salz und dem Öl verquirlen. Das Mehl in eine große Schüssel geben, einen Eßlöffel Mehl zurückbehalten. Das verquirlte Eigemisch mit dem Mehl vermengen. Den Teig so lange kneten, bis er glatt ist. Dann zu einer Kugel formen, mit Alufolie umwickeln und etwa eine Stunde kühl ruhenlassen.

Inzwischen die Äpfel vierteln und grob raspeln. Die Walnüsse daruntermischen. Den Backofen auf 200 °C (Gas 3) vorheizen.

Ein Leinentuch mit dem zurückbehaltenen Eßlöffel Mehl bestreuen und den Teig mit dem Rollholz sehr dünn ausrollen.

Den ausgerollten Teig durch vorsichtiges Ziehen und Dehnen über den Handrücken «papierdünn» ausziehen. Es dürfen aber keine Löcher entstehen.

Die Margarine oder Butter in einem kleinen Topf zerlassen und zwei Drittel davon mit einem Kuchenpinsel auf den Teig pinseln. Die Apfel-Nuß-Mischung gleichmäßig bis an die Ränder auf dem Teig verteilen und dünn mit Zimt und etwas Fruchtzucker oder Zucker bestreuen.

Ein Drittel des Teiges unbelegt lassen. Den Strudel von der belegten Seite her durch Anheben des Tuches aufrollen.

Den Strudel mit dem Rest des Fettes bestreichen.

Das Backblech einfetten. Den Strudel darauflegen, auf die erste Schiene von unten in den heißen Backofen schieben und etwa 40 Minuten backen.

Den Strudel abkühlen lassen und mit dem restlichen Fruchtzucker oder Zucker bestreuen.

Pro Stück etwa

4 g E, 6 g F, 15 g KH, 1 KHE / BE, 145 kcal bzw. 600 kJ
20 mg Cholesterin, 5 g Ballaststoffe

Tip: Statt der Äpfel eignen sich auch Sauerkirschen für die Füllung. Seit einiger Zeit hat sich die Gewichtsklasse für Eier geändert: S (small) = klein, M (middle) = mittelgroß, L (large) = groß.

Buchweizensuppe

20 ml Pflanzenöl, z. B. Olivenöl (2 EL), 40 g Buchweizengrütze (2 geh. EL), 750 g Gemüsefond (aus dem Glas) oder Wasser, 1 Lorbeerblatt, 2 Pimentkörner, 150 g Brokkoli (1 kleine Staude), 100 g Porree / Lauch (1 mittelgroße Stange), 100 g Tomate (1 mittelgroße), nach Geschmack: Jodsalz, weißer Pfeffer (frisch gemahlen), 1 EL Hefeflocken, 1 EL Blattpetersilie (fein geschnitten), 1 TL Oregano (fein gehackt)

Das Öl in einem mittelgroßen Topf leicht erhitzen und die Buchweizengrütze unter Rühren hineingeben. Danach den Gemüsefond oder das Wasser zugießen, Lorbeerblatt und Pimentkörner zufügen. Den Topf zudecken und die Buchweizengrütze bei schwacher Hitze etwa 10 Minuten garen.

Inzwischen die Brokkolistaude und den Porree putzen. Den Porree längs halbieren, und das Gemüse kalt waschen. Brokkoli in Röschen zerlegen und den harten Stiel schälen und klein würfeln. Dann den Porree in feine Streifen schneiden. Das Gemüse zu der Buchweizengrütze in die kochende Flüssigkeit geben, zudecken und bei mittlerer Hitze etwa 10 Minuten weiterkochen.

Die Tomaten mit kochendheißem Wasser überbrühen, abziehen, halbieren, den Stielansatz und die Kerne entfernen und in Streifen schneiden. Die Tomatenstreifen auf die vorbereiteten Suppenteller geben.

Mit Salz, Pfeffer und Hefeflocken die Suppe abschmecken. Dann die Kräuter in die Suppe streuen, umrühren und die heiße Buchweizensuppe auf die Teller verteilen.

Pro Portion etwa

7 g E, 11 g F, 21 g KH, 1 KHE / BE, 210 kcal bzw. 905 kJ
0 mg Cholesterin, 7 g Ballaststoffe

Tip: Hefeflocken gibt es im Reformhaus und in Spezialabteilungen der Kaufhäuser und Supermärkte.

Chinakohl süß-sauer aus dem Wok

500 g Chinakohl, 1 walnußgroßes Stück frischer Ingwer, 1 Frühlingszwiebel, 4 frische Zuchtchampignons, 150 g Milch (1,5 % Fett), 10 g Speisestärke, z. B. Reisstärke (2 gestr. TL), nach Geschmack: Jodsalz, $^{1}/_{2}$–1 TL Currypulver, 10 ml Pflanzenöl, z. B. Sojaöl (1 EL), 1 EL Kräuteressig, 3 – 4 Tropfen flüssigen Süßstoff oder eine große Prise Zucker

Den Chinakohl putzen und waschen. Die Kohlblätter längs halbieren und in grobe Stücke schneiden.

Den Ingwer schälen und sehr fein würfeln. Die Zwiebel und die Champignons putzen, waschen und kleinschneiden. Milch, Speisestärke, Salz und Currypulver in einem kleinen Gefäß glattrühren.

Das Öl im Wok erhitzen. Den Ingwer, die Zwiebel und die Champignons in dem Fett kurz dünsten. Dann den Chinakohl in den Wok geben und unter ständigem Wenden mit dem bereits vorhandenen Gemüse etwa 4 Minuten dünsten.

Die glattgerührte Speisestärke nochmals verquirlen und in den Wok gießen. Unter Rühren noch etwa 4 Minuten bei mittlerer Hitze den Chinakohl bißfest garen. Das Gemüse mit Essig und Süßstoff oder Zucker süß-sauer abschmecken, etwas salzen nach Geschmack.

Pro Portion etwa

8 g E, 9 g F, 11 g KH, 0 KHE / BE, 155 kcal bzw. 650 kJ
0 mg Cholesterin, 6 g Ballaststoffe

Tip: Hierzu schmeckt eine kleine Portion Wildreis.

Dinkel-Möhren-Salat mit Pistazien

100 g Dinkel, 250 ml Wasser, 150 g Apfel (1 mittelgroßer), 200 g Möhren / Karotten (2 mittelgroße), 125 g Joghurt (1,5 % Fett, 1 Becher), 2 EL Zitronensaft, nach Geschmack: flüssiger Süßstoff, 1 Prise Jodsalz, 10 g Pistazienkerne (1 EL, fein gehackt), 2 TL Zitronenmelisse (fein geschnitten)

Den Dinkel mit dem Wasser in einen Topf geben und zugedeckt über Nacht einweichen.

Am anderen Tag den Dinkel mit dem Einweichwasser – eventuell etwas Wasser hinzufügen – zum Kochen bringen, umrühren, zudecken und bei kleiner Hitze etwa 15 Minuten köcheln.

Die Herdplatte ausschalten, und den Dinkel etwa 30 Minuten quellen lassen.

Den Dinkel zum Auskühlen in eine Schüssel geben.

Inzwischen den Apfel und die Möhren waschen. Die Möhren putzen und in die Schüssel zum Dinkel grob raffeln. Den Apfel achteln, entkernen, in feine Scheiben schneiden und zum Dinkel und den Möhren geben.

Aus dem Joghurt, dem Zitronensaft, dem Süßstoff und dem Salz eine Sauce rühren. Die Pistazien unterheben. Sauce mit dem Dinkel und den anderen Zutaten mischen. Auf dem Salatteller anrichten und mit Zitronenmelisse bestreuen.

Pro Portion etwa

11 g E, 11 g F, 50 g KH, 4 KHE / BE, 370 kcal bzw. 1540 kJ
0 mg Cholesterin, 9 g Ballaststoffe

Tip: Statt der Möhren schmeckt auch Sellerie in diesem Salat.

Fischfilet überbacken mit Apfel-Meerrettich-Creme

Für die Form

5 g Butter oder Diätmargarine (1 gestr. TL), 300 g Kabeljau-/Dorschfilet (2 Scheiben à 150 g), 2 TL Zitronensaft, nach Geschmack: Jodsalz, 30 g Crème fraîche (2 EL), 20 g Joghurt (1,5 % Fett, 1 EL), weißer Pfeffer (frisch gemahlen), 1 Prise Zucker, 25 g Meerrettich aus dem Glas (3 geh. TL), 150 g Apfel (1 mittelgroßer)

Den Backofen auf 220 °C (Gas 4) vorheizen.

Die Form mit Butter oder Margarine ausfetten.

Die Fischfilets kalt abspülen, trockentupfen und in die Auflaufform legen. Mit Zitronensaft beträufeln und dem Salz bestreuen.

Die Form – erste Schiene von unten – in den Backofen schieben und etwa 10 Minuten backen.

Inzwischen Crème fraîche, Joghurt, Pfeffer, Zucker und Meerrettich in einer Schüssel glattrühren.

Den Apfel waschen, vierteln, das Kerngehäuse entfernen und grob in die Schüssel raffeln. Alle Zutaten miteinander vermischen.

Die Form aus dem Backofen nehmen, die Apfel-Meerrettich-Créme über den Fisch verteilen, wieder in den Backofen schieben und noch einmal etwa 10 Minuten überbacken.

Pro Portion etwa

30 g E, 7 g F, 8 g KH, 0,5 KHE/BE, 205 kcal bzw. 1045 kJ
90 mg Cholesterin, 2 g Ballaststoffe

Tip: Hierzu schmecken Pellkartoffeln und ein frischer Salat.

Gemüse-Tofu-Bällchen

200 g Gemüsezwiebel (1 mittelgroße), 1 Knoblauchzehe, 100 g Möhre/Karotte (1 mittelgroße), 100 g Zucchini (1 kleine), 1 geh. EL Basilikum (fein geschnitten), 1 geh. EL Blattpetersilie (fein gehackt), 100 g Tofu, 1 mittelgroßes Ei (Klasse M), 10 g Haferflocken, blütenzarte (2 geh. EL), nach Geschmack: Jodsalz, weißer Pfeffer (frisch gemahlen)

Zum Braten
10 ml Pflanzenöl, z. B. Olivenöl (1 EL)

Die Zwiebel und den Knoblauch schälen, sehr klein würfeln und in eine Schüssel geben. Möhre putzen, waschen, die Zucchini ebenfalls waschen und vom Stiel- und Blütenansatz befreien, dann Möhre und Zucchini fein raffeln und mit den Kräutern zu den Zwiebel- und Knoblauchwürfeln geben. Den Tofu abtropfen lassen und mit einer Gabel sehr fein zerdrükken. Tofu mit der Zwiebel, dem Knoblauch, dem Gemüse, den Kräutern, dem Ei, den Haferflocken, dem Salz und dem Pfeffer zu einem geschmeidigen Teig kneten. Aus dem Teig sechs gleich große Bällchen formen und diese etwas platt drücken.

In einer Edelstahl- oder mit Kunststoff beschichteten Pfanne das Öl erhitzen. Die Gemüse-Tofu-Bällchen hineinlegen und bei mittlerer Hitze rundum goldgelb braten.

Pro Portion etwa
14 g E, 16 g F, 15 g KH, 0,5 KHE/BE, 270 kcal bzw. 1125 kJ
105 mg Cholesterin, 15 g Ballaststoffe

Tip: Zum Braten verwenden Sie – sparsam – möglichst leichtes Olivenöl mit dem hohen Gehalt der einfach ungesättigten Fettsäure (Ölsäure). Sie ist gegenüber den mehrfach ungesättigten Fettsäuren hitzestabil. Extra-vergine-Olivenöl verändert beim starken Erhitzen seinen Geschmack und eignet sich daher nur bedingt zum Braten.

Italienischer Spinattopf mit Austernpilzen

400 g Spinat, 200 g Austernpilze, 50 g Zwiebel (1 mittelgroße), 2 Knoblauchzehen, 10 ml Pflanzenöl, z. B. Olivenöl (1 EL), 10 g Sesamsamen (1 EL), nach Geschmack: Jodsalz, schwarzer Pfeffer (frisch gemahlen), 20 g frisch geriebener Parmesan (35 % Fett i. Tr., 1 geh. EL)

Den Spinat und die Pilze putzen, waschen und abtropfen lassen.

Die Pilze kleinschneiden. Zwiebel und Knoblauchzehen schälen und sehr fein würfeln.

Das Öl in einem großen Edelstahltopf oder im Wok erhitzen. Die Zwiebel- und Knoblauchwürfel mit dem Sesamsamen darin leicht rösten. Den Spinat und die Pilze dazugeben. Unter Rühren dünsten, bis der Spinat zusammenfällt. Den Topf zudecken, und das Gemüse weitere 10 Minuten garen.

Anschließend mit Salz und Pfeffer abschmecken und mit dem Parmesan bestreuen.

Pro Portion etwa

13 g E, 11 g F, 12 g KH, 0 KHE/BE, 180 kcal bzw. 780 kJ
0 mg Cholesterin, 8 g Ballaststoffe

Tip: Statt der Austernpilze können Sie auch frische Zuchtchampignons verwenden.

Joghurt-Orangen-Shake

200 g Joghurt (1,5 % Fett), 200 ml Orangensaft (frisch gepreßt), 1 TL Zitronensaft, nach Geschmack: flüssiger Süßstoff, nach Geschmack: geriebene Orangenschale (unbehandelt), 1 Messerspitze Ingwerpulver

Den Joghurt mit Orangen-, Zitronensaft, dem Süßstoff, der Orangenschale und Ingwer im Mixbecher schütteln.

Anschließend in Longdrinkgläser füllen.

Pro Portion etwa

4 g E, 1 g F, 17 g KH, 1,5 KHE/BE, 95 kcal bzw. 400 kJ
0 mg Cholesterin, 1 g Ballaststoffe

Tip: Statt Eiswürfel aus Wasser lassen Sie Orangensaft gefrieren. Geben Sie je 1 Orangenwürfel in den Joghurt-Orangen-Shake. Das schmeckt erfrischend!

Müsli aus Vollkornhaferflocken und frischem Obst

40 g Vollkornhaferflocken (4 geh. EL), 10 g grobgehackte Sonnenblumenkerne (1 EL), 1/4 l Milch (1,5 % Fett), 125 g Banane (1 kleine), 100 g Apfel, z. B. Cox Orange (1 kleiner), 2 TL ungesüßter Sanddorn, 1 EL Zitronensaft, nach Geschmack: flüssiger Süßstoff

Die Haferflocken und die Sonnenblumenkerne in eine Schüssel schütten. Die Milch darübergießen.

Die Banane schälen und in feine Scheiben schneiden. Den Apfel waschen, vierteln, das Kerngehäuse herausschneiden und grob raffeln. Die Banane, den Apfel mit dem Sanddorn und Zitronensaft unter die Haferflocken mischen. Das Müsli mit Süßstoff abschmecken, zudecken und etwa 30 Minuten durchziehen lassen.

Pro Portion etwa
8 g E, 6 g F, 36 g KH, 3 KHE/BE, 250 kcal bzw. 1030 kJ
0 mg Cholesterin, 5 g Ballaststoffe

Tip: Sie können statt der Banane und des Apfels jedes andere Obst für die Zubereitung des Müslis verwenden. Ebenso sind Haferflocken und Sonnenblumenkerne beliebig durch andere Getreideflocken und Kerne ersetzbar.

Orangengelee mit Melonenkugeln

3 Blatt weiße Gelatine, $^{1}/_{8}$ l Wasser, $^{1}/_{4}$ l Orangensaft (frisch gepreßt), 1 TL Zitronensaft, nach Geschmack: abgeriebene Orangenschale (Schale unbehandelt), nach Geschmack: flüssiger Süßstoff, 200 g Melone, z. B. Netzmelone, 10 g Pistazien (fein gehackt, 2 TL)

Die Gelatine in dem kalten Wasser einweichen.

Den Orangensaft mit dem Zitronensaft, der Orangenschale und dem Süßstoff verrühren.

3 Eßlöffel vom Orangensaftgemisch erhitzen, nicht kochen! Die Gelatine ausdrücken und in dem heißen Saft auflösen. Unter Rühren in den übrigen Orangensaft geben und kühl stellen.

Die Melone vierteln und die Kerne entfernen. Das Fruchtfleisch mit einem Kugelausstecher oder einem kleinen Löffel auslösen. Die Melonenkugeln in Glasschälchen verteilen, den gekühlten und eventuell gestockten Orangensaft darübergießen und zugedeckt im Kühlschrank erstarren lassen.

Danach das Orangengelee mit Pistazien bestreuen.

Pro Portion etwa

2 g E, 2 g F, 18 g KH, 1 KHE/BE, 85 kcal bzw. 375 kJ
0 mg Cholesterin, 2 g Ballaststoffe

Tip: Dieser Nachtisch ist wegen des Orangensafts reich an Vitamin C und sekundären Pflanzenstoffen.

Den Rest der Melone können Sie zwischendurch verspeisen, denn: Empfehlenswert sind 5–6 kleine Mahlzeiten am Tag!

Reissalat mit Thunfisch und Rauke

60 g Vollkornreis, 80 g Thunfisch in eigenem Saft aus der Dose, 50 g Zwiebel (1 mittelgroße), 100 g Tomate (1 mittelgroße), 1 TL grüne Pfefferkörner, 25 g Rauke (fein geschnitten), 10 ml Pflanzenöl, z. B. Sojaöl (1 EL), 2 EL Estragonessig oder einen anderen Kräuteressig, Thunfischsaft aus der Dose, 1 EL Wasser, schwarzer Pfeffer (frisch gemahlen), nach Geschmack: Jodsalz, 3 Tropfen Süßstoff

Den Reis gründlich waschen, in kochendes Wasser schütten, zudecken und etwa 25 Minuten quellen lassen. Dann kalt abbrausen und abtropfen lassen.

Den Thunfisch ebenfalls abtropfen und den Saft auffangen.

Die Zwiebel schälen und klein würfeln. Die Tomate mit kochendheißem Wasser überbrühen, abziehen, halbieren, den Stielansatz und die kleinen Kerne entfernen und kleinschneiden. Zwiebel und Tomate miteinander vermischen. Den Pfeffer und die Rauke unterheben.

Aus dem Öl, dem Essig, Thunfischsaft, Wasser, Pfeffer, Salz und dem Süßstoff eine Marinade rühren. Die Marinade mit dem Reis, dem Thunfisch und den anderen Zutaten gut mischen. Den Salat zudecken und etwa 30 Minuten durchziehen lassen.

Pro Portion etwa

11 g E, 6 g F, 25 g KH, 2 KHE/BE, 200 kcal bzw. 855 kJ
25 mg Cholesterin, 3 g Ballaststoffe

Tip: Hierzu paßt Vollkorntoast oder Fladenbrot.

Sauerkraut-Peperoni-Gemüse

50 g Zwiebel (1 mittelgroße), 2 rote Peperoni, 100 g rote Paprikaschote (1 kleine), 20 g Pflanzenöl, z. B. Olivenöl (2 EL), nach Geschmack: Jodsalz, 2 TL Paprikapulver, edelsüß, 1 Messerspitze Currypulver, 300 g Sauerkraut, $^1/_8$ l Apfelsaft, 1 Lorbeerblatt, 2 Pimentkörner, 2 Pfefferkörner, 2 Wacholderbeeren, 40 g Joghurt (1,5 % Fett, 2 EL)

Die Zwiebel schälen und klein würfeln. Die Peperoni waschen, putzen und grob hacken. Paprikaschoten vierteln, putzen und in feine Stifte schneiden.

Das Öl in einem Topf erhitzen. Peperoni und Paprika darin kurz anbraten. Mit Salz, Paprika- und Currypulver bestreuen. Das Sauerkraut, den Apfelsaft, das Lorbeerblatt und die Gewürzkörner dazugeben. Alle Zutaten umrühren, zudecken und etwa 35 Minuten dünsten. Danach den Topf von der heißen Herdplatte nehmen, und das Sauerkraut-Peperoni-Gemüse mit dem Joghurt legieren. Das Lorbeerblatt und die Gewürzkörner entfernen.

Pro Portion etwa

4 g E, 11 g F, 11 g KH, 0 KHE / BE, 155 kcal bzw. 715 kJ
0 mg Cholesterin, 5 g Ballaststoffe

Tip: Hierzu schmecken Blechkartoffeln, Pellkartoffeln oder Gnocchi.

Denken Sie an die Milchsäurebakterien im Sauerkraut. Sie wirken bioaktiv und sind wohltuend für Magen und Darm.

Vollkornspätzle selbstgemacht

Für 4 Portionen

250 g Weizenvollkornmehl, 2 mittelgroße Eier (Kl M), nach Geschmack: Jodsalz, $^1/_8$ l Milch (1,5 % Fett)

Das Mehl mit den Eiern, dem Salz und der Milch glattrühren. Den dickflüssigen Teig etwa 20 Minuten quellen lassen.

Den Teig portionsweise in eine Spätzlepresse füllen – oder in einem Spätzlehobel –, in das siedende – nicht kochende Wasser – drücken bzw. hobeln und etwa 3 Minuten garziehen. Schwimmen die Spätzle oben, mit dem Schaumlöffel herausheben und auf einem Küchentuch abtropfen lassen.

Pro Portion etwa

12 g E, 4 g F, 40 g KH, 3 KHE / BE, 280 kcal bzw. 1670 kJ
100 mg Cholesterin, 3 g Ballaststoffe

Tip: Wenn das Gewicht es erlaubt, schwenken Sie die Spätzle in wenig zerlassener Butter und streuen noch etwas geriebenen Käse darüber. Hierzu paßt ein bunter Salat.

Zwiebelgemüse

350 g Frühlingszwiebeln, 20 g Butter oder Diätmargarine (2 gestr. EL), 30 ml Apfelsaft (3 EL), $^1/_8$ l magere Fleisch- bzw. Gemüsebrühe, 1 Nelke, nach Geschmack: Jodsalz, schwarzer Pfeffer (frisch gemahlen)

Die Zwiebeln putzen, waschen und die Hälfte des Grüns abschneiden.

Die Butter oder Margarine in einer Pfanne zerlassen und die Zwiebeln darin von allen Seiten leicht bräunen. Den Apfelsaft, die Fleisch- bzw. Gemüsebrühe und die Nelke dazugeben und etwa 5 Minuten köcheln lassen. Mit Salz und Pfeffer würzen.

Die Nelke entfernen.

Pro Portion etwa

6 g E, 8 g F, 10 g KH, 0 KHE/BE, 140 kcal bzw. 560 kJ, 0 mg Cholesterin, 5 g Ballaststoffe

Tip: Der Rest des Grüns der Frühlingszwiebeln eignet sich gut statt Aufschnitt auf einer Scheibe Brot!

Inspirierende Küchen: Mittelmeer und Asien

«Leben wie Gott in Frankreich» – unsere südlichen Nachbarn, Franzosen, Griechen, Italiener, Spanier und Portugiesen ernähren sich viel gesünder als die Mehrzahl der Deutschen.

Machen wir's ihnen nach und greifen statt nach Fertiggerichten, Tütensuppen und Gemüsen aus Dosen zu frischen Zutaten, zu Salaten, Kohlgemüse, Getreidegerichten, Müslis, Bohneneintöpfen und jeder Menge Fisch.

Fest steht, das ergab eine Sieben-Länder-Studie, Menschen in den Mittelmeerländern leben länger, sind gesünder und leiden seltener an Herz- und Kreislauf-Erkrankungen und Krebs als wir.

Auch die Eßkultur spielt eine Rolle: Die Menschen essen gut, nehmen sich mehr Zeit, trinken ein Gläschen Wein zur Hauptmahlzeit. Essen und Genuß haben in den südlichen Regionen einen hohen Stellenwert.

Bei den Mahlzeiten selbst heißt die Devise: viel Gemüse, frisches Obst und Getreide auf den Speiseplan. Daß diese Ernährung auch noch besonders reich an bioaktiven Substanzen ist, ist ein angenehmer Nebeneffekt.

Bioaktive Substanzen sind gesundheitsfördernde Stoffe in Lebensmitteln, die biologische Aktivitäten in unserem Körper stärken. Dazu zählen die Ballaststoffe, die sekundären Pflanzenstoffe mit ihren prächtigen Farben, Düften und Bitterstoffen sowie Stoffe in milchsauer-vergorenen Lebensmitteln.

Hinzu kommt der regelmäßige Genuß von Seefischen, die eine Menge Omega-3-Fettsäuren enthalten.

Jede Mittelmeer-Küche geht geradezu verschwenderisch um mit Olivenöl, das einfach ungesättigte Fettsäuren enthält und mit Knoblauch durch das enthaltene Allicin und andere Stoffe den Blutzuckerspiegel, den Cholesterinspiegel und den Bluthochdruck senkt sowie unliebsame Bakterien im Darm tötet. Und dann die vielen frischen Kräuter: Sie sind reich an Duftstoffen, lassen das Wasser im Munde zusammenlaufen und enthalten Vitamine, Mineralstoffe sowie bioaktive Substanzen.

Unsere Gesundheit sollte uns am Herzen liegen und Anlaß sein, uns die mediterrane Eßkultur zum Vorbild zu nehmen:

- ▷ viel frisches Gemüse,
- ▷ viel frisches Obst,
- ▷ viel frischer Salat,
- ▷ viele Hülsenfrüchte
- ▷ viel (Vollkorn-) Getreide,
- ▷ reichlich Kartoffeln,
- ▷ Olivenöl,
- ▷ Seefische,
- ▷ Knoblauch,
- ▷ frische Kräuter: Basilikum, Oregano, Salbei, Thymian und viele andere mehr.

Auch die asiatische Küche bietet eine gesunde Ernährung, die Herz und Kreislauf fit hält. Ideal auch für übergewichtige Typ-2-Diabetiker. Hier die typischen Lebensmittel:

- ▷ viel Gemüse,
- ▷ viel frisches Obst,
- ▷ viele Hülsenfrüchte, vor allem Soja,
- ▷ Reis,
- ▷ Joghurt
- ▷ Fisch (Seefisch),
- ▷ Geflügel,
- ▷ Gewürze wie Ingwer, Chili, Pfeffer, Koriander, Zimt, Curry-Mischungen u. a. m.

Essen Sie in Zukunft mehr von diesen Köstlichkeiten, experimentieren Sie und bereichern Sie Ihre bisherigen Eßgewohnheiten und orientieren Sie sich an der mediterranen oder asiatischen Küche.

5 SERVICE

Das könnte Ihnen sonst noch weiterhelfen

Testen Sie Ihr Wissen

Testfragen:

1. Es gibt zwei Formen der Zuckerkrankheit: Typ-1-Diabetes und Typ-2-Diabetes. Wodurch unterscheiden sie sich?
2. Ist die Zuckerkrankheit erblich?
3. Was ist Insulin?
4. Welche Aufgaben hat das Insulin?
5. Gibt es bestimmte Anzeichen, die auf eine Zuckerkrankheit hinweisen?
6. Kann bei Übergewicht der Blutzuckerspiegel durch Gewichtsabnahme wieder normalisiert werden?
7. Wieviel Kilogramm sollte ein übergewichtiger Diabetiker mindestens abnehmen, um den Blutzuckerspiegel zu verbessern?
8. Wie hoch liegt der Blutzuckerspiegel bei gesunden Menschen?
9. Was müssen Diabetiker bei einer Unterzuckerung tun?
10. Welche Langzeitschäden können bei Diabetikern auftreten?
11. Besteht ein Zusammenhang zwischen hohem Blutzucker und erhöhten Fettwerten im Blut?
12. Welche Sportarten sind Typ-2-Diabetikern zu empfehlen?
13. Wie sollte die Ernährung eines Diabetikers aussehen?
14. Müssen Typ-2-Diabetiker ihre Mahlzeiten in BE bzw. KHE (Broteinheiten bzw. Kohlenhydrateinheiten) berechnen?
15. Darf der Typ-2-Diabetiker Haushaltszucker essen?

16. Sind Süßstoffe schädlich?
17. Kann man eine Diabetes-Kost mit einer abwechslungsreichen und ausgewogenen Ernährung gleichsetzen?
18. Warum ist die Diabetikerschulung so wichtig?

Auflösung der Testfragen

1. Beim Typ-1-Diabetes liegt immer ein Insulinmangel vor. Dieser Typ der Zuckerkrankheit beginnt meist im Kindes- und Jugendalter, kann aber auch in späteren Jahren noch auftreten. Betroffene müssen ihr Leben lang Insulin spritzen.

   Beim Typ-2-Diabetes wird in der Regel noch genügend Insulin produziert, allerdings kann das Hormon nicht schnell genug ins Blut freigesetzt werden. Es liegt zusätzlich eine Insulinresistenz vor, und dieser Typ der Zuckerkrankheit beginnt meistens nach dem 40. Lebensjahr. Den Typ-2-Diabetes findet man meist bei übergewichtigen Patienten.
2. 30 bis 50 Prozent der Nachkommen von Typ-2-Diabetikern müssen ebenfalls im Laufe ihres Lebens mit der Zuckerkrankheit rechnen. Die Erbanlage allein entscheidet nicht. Zu kalorienreiche, fettreiche Ernährung sowie Bewegungsmangel, die dann hinzukommen, können den Typ-2-Diabetes auslösen.
3. Insulin ist ein Hormon, das in der Bauchspeicheldrüse produziert wird.
4. Das Insulin hat viele Funktionen im Stoffwechsel. Es trägt zum Beispiel dazu bei, daß der Zucker aus dem Blut in die Muskel- und Fettzellen gelangt oder in Form von Glykogen in der Leber und Muskulatur gespeichert wird.
5. Ist der Blutzucker deutlich erhöht, treten eine Reihe charakteristischer Symptome auf: Durst und starker Harndrang, aber auch Müdigkeit, Kraftlosigkeit, Juckreiz, Konzentrationsschwäche oder schlechte Wundheilung.

6. Je mehr ein übergewichtiger Diabetiker abnimmt, desto besser können die Blutzuckerwerte gesenkt werden.
7. Schon drei bis fünf Kilogramm reichen oft aus, um den Blutzuckerspiegel deutlich zu senken.
8. Bei Menschen mit einem gesunden Stoffwechsel liegen die Blutzuckerwerte morgens, nüchtern zwischen 60 und 100 mg / dl. Nach einer Mahlzeit steigt der Blutzucker bei Gesunden bis 140 mg / dl an.
9. Diabetiker sollten immer für den Notfall einer Unterzuckerung ein paar Traubenzuckerstückchen in der Tasche haben, die sie bei Anzeichen von Unterzuckerung – Schwächegefühl, Schweißausbruch – sofort essen müssen. Genauso schnell wirken z. B. Cola oder Fruchtsäfte.
10. Es sind in erster Linie die Blutgefäße und das Nervensystem, die geschädigt werden können. Vor allen Dingen die kleinen Blutgefäße sind betroffen. Dadurch können Schäden an der Netzhaut der Augen und an den Nieren entstehen. Ein schlecht eingestellter Diabetes kann Mitverursacher von Herzinfarkt, Schlaganfall und Durchblutungsstörungen der Beine sein.
11. Bei erhöhten Zuckerwerten ist auch häufig der Fettstoffwechsel gestört. Es sind vor allem die Triglyceridwerte, die bei übergewichtigen Typ-2-Diabetikern erheblich ansteigen können.
12. Zu empfehlen sind Ausdauersportarten wie: Strammes Gehen, Joggen, Wandern, Schwimmen, Radfahren, Tennis, Golf, Rudern und Tanzen. Im Zweifelsfall sollten Sie immer Ihren Arzt fragen.
13. Zu bevorzugen ist eine kalorienarme, fettarme, kohlenhydrat- und ballaststoffreiche Ernährung mit nicht zuviel Eiweiß. Fettsparende Zubereitungsmethoden helfen, Energie einzusparen!
14. Der Typ-2-Diabetiker muß in erster Linie auf Kalorien und Fett achten. Nur insulinpflichtige Diabetiker müssen die Kohlenhydrate berechnen, weil sie die Essensportionen mit dem Insulin abstimmen müssen.

15. Untersuchungen haben gezeigt, daß geringe Mengen Haushaltszucker in Speisen oder Lebensmitteln den Blutzucker nicht stärker ansteigen lassen als andere Kohlenhydrate. Eine Ausnahme dabei sind zuckerhaltige Getränke. Trotzdem ist es empfehlenswert, die Speisen nicht mit Zucker, sondern mit Süßstoff zu süßen. Das spart Kalorien!
16. In üblichen Mengen sind alle Süßstoffe unbedenklich. Der Süßstoff Aspartam ist lediglich für Personen, die an der seltenen Stoffwechselstörung Phenylketonurie leiden, ungeeignet.
17. Im wesentlichen ja. Diabetiker sollten folgende Lebensmittel bevorzugen: Getreide und Getreideprodukte, Gemüse, Salate, Obst, Kartoffeln und Hülsenfrüchte und Fisch sowie fettarme Milch- und Milchprodukte. Dagegen sollten Sie nur wenig Fett, Wurst und fettarme Fleisch- und Fleischprodukte verzehren.
18. Durch die Schulung lernen Diabetiker ihre Krankheit und die dafür erforderliche Behandlung besser zu verstehen und damit umzugehen. Sie erlernen dabei auch die Selbstkontrolle und werden zum Experten bzw. zur Expertin in eigener Sache.

Über den schonenden Umgang mit Gemüse und Obst

Licht, Luft, Wasser und Hitze sind die größten Feinde der Vitamine und Mineralstoffe. Deshalb:

▷ Lagern Sie frisches Obst und Gemüse im Gemüsefach des Kühlschrankes oder an einem kühlen, dunklen Ort.

▷ Waschen Sie Obst und Gemüse gründlich, aber so kurz wie möglich, sonst gehen viele wasserlösliche Vitamine der C- und B-Gruppe sowie Mineralstoffe verloren. Falls ein gründlicheres Waschen erforderlich ist, ist stehendes Wasser besser als fließendes.

▷ Schneiden Sie das Gemüse und Obst erst nach dem Waschen und kurz vor dem Garen klein.

▷ Entscheiden Sie sich für eine kurze und schonende Garzeit, bei der die Inhaltsstoffe der Lebensmittel weitgehend erhalten bleiben, zum Beispiel beim Dämpfen und Dünsten (Seite 158). Vielleicht probieren Sie auch mal den chinesischen Wok aus (siehe die Seiten 95 und 166)?

▷ «Auf jeden Topf paßt ein Deckel!» Wählen Sie Kochtöpfe mit Deckeln, die fest schließen und keinen Schlitz haben, und schauen Sie nicht so oft nach, ob das Gemüse «bald gar ist», sonst «verflüchtigen» sich zu viele Vitamine. Oder benutzen Sie Deckel aus Glas, da können Sie sehen, was im Topf oder in der Pfanne passiert.

▷ Garen Sie die Lebensmittel in wenig Flüssigkeit. Bringen Sie die Flüssigkeit zum Kochen und geben Sie dann das Gargut hinein. So schließen sich die Poren, und die wertvollen Inhaltsstoffe bleiben zum größten Teil erhalten.

Tips für die Zubereitung von Getreide

Der Umgang mit den kleinen gesunden Körnern ist gar nicht schwer. Hier finden Sie nützliche Tips rund ums Getreide.

Aufbewahrung

Ganze Getreidekörner sind kühl, trocken und luftig gelagert mehrere Jahre haltbar. Größere Mengen einmal wöchentlich wenden. Wenn Korn zu warm aufgehoben wird, kommen unter Umständen schnell ungebetene Gäste: Besonders Kornkäfer lieben die Wärme. In feuchter Umgebung kann es passieren, daß Körner auskeimen, schimmeln oder faulen.

Einweichen

Damit die Körner vollständig aufquellen können, leichter verdaulich und schneller gar werden, ist es gut, sie einzuweichen – aber nicht alle Getreidesorten müssen unbedingt vor dem Kochen in Wasser quellen (s. unten). Im Sommer bzw. in der wärmeren Jahreszeit die Körner zum Quellen kalt stellen (Kühlschrank) – sonst können sich Schimmelpilze bilden, die giftige Stoffe ausscheiden. In der kühlen Jahreszeit bei Zimmertemperatur einweichen.

Kochen

Für das Kochen von Getreide gilt generell: Garen Sie das Getreide im geschlossenen Topf bei kleiner Hitze. Körner schmekken besonders gut, wenn sie auf der abgeschalteten Kochplatte noch eine Weile ausquellen können! Dann sind sie auch besser verdaulich.

Tip für Berufstätige

Das Getreide über Nacht einweichen, während des Frühstücks kochen. Dann bis zum Abend im geschlossenen Topf nachquellen lassen und weiter verarbeiten.

Quell- und Kochzeiten von Getreide

Sorte	Einweichzeit	Garzeit
Hafer	nein	30 Min.
Buchweizen	nein	20 Min.
Hirse	nein	20 Min.
Quinoa	nein	12–15 Min.
Weizen	8–12 Std.	1 Std.
Dinkel	8–12 Std.	1 Std.
Grünkern	2–12 Std.	40 Min.
Gerste	6–12 Std.	40 Min.
Roggen	8–12 Std.	1 Std. und mehr

Garverfahren im Überblick

Die folgende Tabelle zeigt Ihnen, mit welchen Garmethoden Sie Fett (und somit auch Kalorien) einsparen können.

Garmethode	Erklärung	Geschirr	Lebensmittel	Zubereitung	Vorteile	Nachteile
Dämpfen	Garen durch Wasserdampf über siedender Flüssigkeit in einem geschlossenen Topf bei einer Temperatur um 100 °C.	Topf mit Siebeinsatz oder Drahtkorb. Dazu gut schließender Deckel.	Alle Gemüsesorten, Obst, Kartoffeln, Fisch, zartes Fleisch.	Topf mit wenig Flüssigkeit füllen. Lebensmittel auf Siebeinsatz oder Drahtkorb legen. Flüssigkeit aufkochen, Temperatur verringern, Einsatz oder Korb mit dem Gargut einsetzen, bei Siedetemperatur weitergaren.	Wasserlösliche Vitamine und Mineralstoffe gehen kaum verloren. Hitzeempfindliche Vitamine werden nur geringfügig zerstört. Form der Lebensmittel bleibt erhalten.	–
Dünsten	Garen in wenig Flüssigkeit bzw. im eigenen Saft bei ca. 100 °C.	Topf oder Pfanne mit gut schließendem Deckel.	Alle Gemüsesorten, besonders wasserhaltige Gemüse wie Blattgemüse, Gurken, Tomaten; Pilze, Obst, Kartoffeln, Fisch, zartes Fleisch.	Wasserreiche Lebensmittel: in wenig Fett kurz anschwitzen, mit gut schließendem Deckel abdecken; kurz aufkochen und leicht siedend weitergaren. Wasserarme Lebensmittel: in wenig Wasser zugedeckt zum Kochen bringen. Temperatur verringern und bei ca. 100 °C weiterdünsten.	Wasserlösliche Vitamine und Mineralstoffe gehen kaum verloren. Hitzeempfindliche Vitamine werden nur geringfügig zerstört.	–

Garmethode	Erklärung	Geschirr	Lebensmittel	Zubereitung	Vorteile	Nachteile
Kochen) / Sieden**)* *) sprudelnd große Blasen **) nicht sprudelnd, kleine Bläschen	Garen in viel kochender Flüssigkeit bei Temperaturen um 100 °C.	Hoher Topf mit gut schließendem Deckel.	Speisen, bei denen die Garflüssigkeit mit verzehrt wird, z. B. Suppen und Eintöpfe.	Viel Flüssigkeit zum Kochen bringen. Lebensmittel zugeben. Siedend (mit kleinen Bläschen) weitergaren.	keine	Wasserlösliche Vitamine und Mineralstoffe gehen in das Kochwasser über. Hitzeempfindliche Vitamine werden teilweise zerstört.
			Speisen, deren Inhaltsstoffe in die Kochflüssigkeit übergehen, z. B. Brühen aus Knochen. Lebensmittel, die Flüssigkeit aufnehmen sollen, wie Getreide(produkte); Hülsenfrüchte.	Brühen etc.: Kalt ansetzen, d. h. in kalte Flüssigkeit geben und zum Kochen bringen. Weiter wie oben.	Wichtig: So können Sie die Nachteile mindern: Kochflüssigkeit mitverzehren oder für die Zubereitung anderer Speisen verbrauchen. Nicht mehr Flüssigkeit verwenden als nötig. Kochanleitung beachten.	
Kurzbraten	Garen auf dem Herd oder im Backofen mit oder ohne Fett bei Temperaturen von 160 °C bis 250 °C.	Bratpfanne (ohne bzw. mit Deckel), Bratpfanne mit beschichtetem Boden. Bratpfanne aus Edelstahl.	Zartes Fleisch in Scheiben oder als Geschnetzeltes, Gehacktes, Würstchen, Fisch, Eier, Getreide, Gemüse.	Bratpfanne mit wenig Fett, beschichtete oder Edelstahlpfanne ohne Fett erhitzen. Trockene Lebensmittel hineinlegen und bei hoher Temperatur von allen Seiten bräunen. Hitze verrin-	Es bildet sich eine appetitliche Bräunung und das beliebte «Bratenaroma»	Wasserlösliche Vitamine und Mineralstoffe gehen z. T. in den Bratensaft über; also: mitverwerten! Hitzeempfindliche Vitamine werden teilweise zerstört. Fettzugabe erhöht die Kalo-

				gar ist. Aus der Pfanne nehmen, würzen. Bratensatz ablöschen und als Sauce verwenden.		können krebserregende Substanzen entstehen. Daher: Nicht zu kroß braten; schwarze, verbrannte Stellen immer großzügig abschneiden.
Garen in Alufolie	Garen ohne Fett- und Flüssigkeitszugabe im eigenen Saft bei Temperaturen von 100 °C bis 250 °C. Diese Garmethode gleicht dem Dünsten.	Alufolie. Verwendbar für Backofen, Grill, Topf und Pfanne: Alufolie ist hitzebeständig.	Zartes Fleisch, Fisch, Kartoffeln, wasserhaltiges Gemüse, Obst.	Alufolie ausreichend groß zurechtschneiden. Leicht einfetten, damit nichts anklebt (außer bei Folienkartoffeln). Folie falten, wunschgemäß garen.	Wasserlösliche Vitamine und Mineralstoffe gehen kaum verloren. Hitzeempfindliche Vitamine werden nur geringfügig zerstört.	Unter ökologischen Aspekten nicht empfehlenswert, wenn möglich wiederverwerten.
Garen im Bratbeutel oder Bratschlauch	Garen ohne Fett im vorgeheizten Backofen auf kaltem Rost bis 220 °C. Diese Garmethode gleicht dem Dünsten.	Dünne transparente Bratbeutel für kleine Lebensmittel bzw. Bratschlauch für große Lebensmittel und dazugehörende Clips. Bratbeutel oder Bratschlauch sollte etwa 30 cm größer sein als die Lebensmittel.	Zartes Fleisch, Fisch, Kartoffeln, Gemüse, Obst.	Lebensmittel einlegen, bei Bedarf 1 EL kaltes Wasser hinzufügen. Öffnungen mit Clips verschließen. Bratbeutel oder -schlauch oben mit einer dünnen Nadel mehrmals einstechen. Anschließend in den Ofen schieben.	Wasserlösliche Vitamine und Mineralstoffe gehen kaum verloren. Hitzeempfindliche Vitamine werden nur geringfügig zerstört.	–

Garmethode	Erklärung	Geschirr	Lebensmittel	Zubereitung	Vorteile	Nachteile
Garen mit Bratpapier	Garen ohne Fett auf dem Herd bei einer Temperatur von ca. 160 °C (mittlerer Hitze) **oder** im Backofen bei einer Temperatur von ca. 180 °C.	Pfanne oder Bräter. Bratpapier (Bratpapier ist ein spezielles Papier mit einer keramischen emaillierten Oberflächenbeschichtung, die die Hitze geringer an die Lebensmittel abgibt. Bezugsadresse siehe Anhang S. 178.)	Zartes Fleisch, Fisch, Gemüse, Kartoffeln als Pommes frites, Kartoffelpuffer u. a. m.	Bratpapier so in die Pfanne oder den Bräter legen, daß die Schrift lesbar ist. Lebensmittel auf das Bratpapier legen und die Pfanne auf die Herdplatte stellen bzw. den Bräter in den Backofen schieben. Lebensmittel bei ca. 160 °C anbraten und bräunen, dann die Temperatur verringern und bei schwacher Hitze knusprig braten.	Wasserlösliche Vitamine und Mineralstoffe gehen nur teilweise verloren, hitzeempfindliche Vitamine nur geringfügig zerstört. Der Eigengeschmack der Lebensmittel bleibt erhalten. Schonende Bildung von Röststoffen. Es entstehen weniger gesundheitsgefährdende Stoffe als beim Braten mit Fett und hohen Temperaturen.	–
Garen im Dampfdrucktopf (Schnellkochtopf)	Garen, kochen, dämpfen, dünsten unter Druck bei 105 °C bis 120 °C in einem Dampfdrucktopf.	Spezieller Dampfdrucktopf: ein druckdicht schließender Topf oder eine Pfanne, eventuell mit Siebeinsatz und Ständer. Temperaturregler erforderlich. Gebrauchsanwei-	Druckkochen: Brühe/Fleisch, Eintöpfe, Getreide, Hülsenfrüchte Druckdünsten: Zartes Fleisch, Fisch, Gemüse, Kartoffeln, Obst;	Druckkochen und -dünsten: Lebensmittel mit Flüssigkeit im verriegelten Topf ankochen. Vor Erreichen der gewünschten Garstufe Temperatur stark verringern. Garzeit abwarten. Druck im Topf sin-	Spart Zeit und Energie! Siehe Dämpfen und Dünsten!	Siehe Kochen. Die Garzeit muß genau eingehalten werden, um ein Übergaren auszuschließen.

			Druckdämpfen: Zartes Fleisch, Fisch, Gemüse, Kartoffeln.	kühlen oder kaltes Wasser über den Deckel laufen lassen, dann öffnen. Druckdämpfen: Topf mit wenig Flüssigkeit füllen (etwa 1/8 l). Einsatz hineinstellen. Vor Erreichen der gewünschten Garstufe Temperatur stark verringern. Weiter wie oben.		
Grillen	Garen durch Strahlungs- und Kontaktwärme bei Temperaturen von ca. 250 °C.	Strahlungsgrillen: Grillrost, Grillspieß, Fettpfanne, evtl. Alufolie zum Abdecken;	Zartes ungepökeltes Fleisch, Würstchen, Fisch, Kartoffeln, Gemüse, z. B. Aubergine, Zucchini; Obst, z. B. Banane.	Strahlungsgrillen: Alufolie auf den Rost legen (damit kein Fett in die Glut tropft). Grill vorheizen. Lebensmittel würzen (erst nach dem Grillen salzen). Lebensmittel auf einen Spieß stekken oder auf einen Rost legen.	Wasserlösliche Vitamine und Mineralstoffe bleiben weitgehend im Lebensmittel erhalten.	Hitzeempfindliche Vitamine werden teilweise zerstört. Bildung von Röststoffen. Daher: Nicht zu stark grillen, verbrannte Stellen immer abschneiden.

Garmethode	Erklärung	Geschirr	Lebensmittel	Zubereitung	Vorteile	Nachteile
Grillen		Kontaktgrillen: Platten aus Gußeisen, Stein oder beschichtetem Aluminium.		Kontaktgrillen: Grillgerät vorheizen. Trockengetupfte Lebensmittel zwischen die Grillplatten legen. Garen und bräunen.		Achtung! Nur ungepökeltes Fleisch grillen: Beim Grillen von gepökeltem Fleisch können geringe Mengen krebserregender Nitrosamine entstehen.
Garen im Mikrowellengerät	Garen ohne oder in wenig Flüssigkeit. Diese Garmethode gleicht dem Dünsten.	Hitzebeständiges Geschirr aus: Glas, Keramik, Porzellan – speziellem Kunststoff oder – spezieller Folie Geschirr aus **Metall** ist für die Mikrowelle **nicht geeignet**.	Zartes Fleisch, Fisch, Kartoffeln, Gemüse, Obst.	Lebensmittel in ein Geschirr geben, evtl. wenig Flüssigkeit angießen, Geschirr zudecken und in die Mikrowelle stellen. Leistungsstufe und Garzeit einstellen, Mikrowelle einschalten. Lebensmittel ab und zu umrühren, wenden (damit Wärme gleichmäßig verteilt wird). Nach der Garzeit Geschirr einige Minuten in der Mikrowelle stehen	Wasserlösliche Vitamine und Mineralstoffe gehen kaum verloren. Spart Zeit und Energie!	Hitzeempfindliche Vitamine werden teilweise zerstört. Garzeit muß genau eingehalten werden.

Garen im Tontopf	Garen ohne Fett im eigenen Saft bzw. in wenig Flüssigkeit bei Temperaturen von 225 °C bis 240 °C. Diese Garmethode gleicht dem Dünsten.	Ovaler Tontopf mit Deckel aus unglasiertem Ton. Achtung: Beim ersten Gebrauch den Tontopf ca. 30 Minuten in kaltes Wasser legen und wässern.	Fleisch, Fisch, Kartoffeln, Gemüse.	Topf ca. 15 Min. wässern. Lebensmittel würzen, in den Tontopf legen, zugedeckt in **kalten** Backofen schieben. Für gebräunte bzw. Lebensmittel mit Kruste: Dekkel ca. 20 Min. vor Ende der Garzeit abnehmen.	Wasserlösliche Vitamine und Mineralstoffe gehen kaum verloren.	Erhöhter Energieverbrauch, da die Garzeiten sich um ca. 1/3 verlängern.
Garen mit wenig Wasser (Edelstahltopf)	Garen von tropfnassen Lebensmitteln ohne Flüssigkeitszugabe bei Temperaturen um 100 °C. Beim Erhitzen entsteht Dampf, der sich als Kondenswasser am Deckel niederschlägt und auf die Lebensmittel tropft. Diese Garmethode gleicht dem Dünsten.	Töpfe und Pfannen mit gut schließenden Deckeln aus hochwertigem Edelstahl.	Fleisch, Fisch, Kartoffeln, Gemüse, Obst.	Tropfnasse Lebensmittel in kalten Topf oder kalte Pfanne geben, zudecken und auf einer Herdplatte zum Kochen bringen. Durch entstehenden Dampf beginnt der Deckel zu «klappern». Dann sofort Temperatur verringern, bei schwacher Hitze weitergaren.	Wasserlösliche Vitamine und Mineralstoffe gehen kaum verloren. Hitzeempfindliche Vitamine werden nur geringfügig zerstört. Farbe und Eigengeschmack der Lebensmittel bleiben erhalten, deshalb kann auf Salz verzichtet werden.	Töpfe und Pfannen sind relativ teuer!

Garmethode	Erklärung	Geschirr	Lebensmittel	Zubereitung	Vorteile	Nachteile
Garen im Wok	Kurzes Garen in wenig heißem Fett (Öl) auf der Herdplatte bei Temperaturen von ca. 120 °C.	Der Wok ist eine große Pfanne mit rundem oder abgeflachtem Boden und hohem Rand, erhältlich in verschiedenen Materialien, z. B. Edelstahl, Gußeisen.	Zartes Fleisch, Fisch, Kartoffeln, Gemüse, Obst.	Lebensmittel **sehr** klein schneiden. Wok erhitzen, wenig Öl zugießen und erhitzen. Lebensmittel hineingeben, unter ständigem Rühren kurze Zeit garen.	Wasserlösliche und hitzeempfindliche Vitamine und Mineralstoffe werden nur geringfügig zerstört. Eigengeschmack bleibt erhalten.	–

Saison- und Einkaufskalender für Gemüse und Obst

Der weltweite Handel und moderne Anbaumethoden liefern uns heutzutage zu jeder Jahreszeit frisches Gemüse und Obst. Und doch hat jede Jahreszeit ihre speziellen Genüsse. Zudem schont man sein Portemonnaie, wenn man sich trotz des üppigen, ganzjährigen Angebots an die «richtigen» Jahreszeiten hält. So ist der Saisonkalender gleichzeitig als Einkaufshilfe zu verstehen.

Gemüse	Jan.	Febr.	März	April	Mai	Juni
Artischocken	○	○	●	●	●	
Auberginen	○	○	○	○	●	●
Batavia	○	○	○	○	●	●
Bleichsellerie/Staudensellerie	●	●	●	●	●	●
Blumenkohl	○	○	●	●	○	○
Bohnen, grün			○	○	○	○
Brokkoli		○	○	○	○	○
Champignons	●	●	●	●	●	●
Chicorée	●	●	●	●	○	
Chinakohl	●	●	●	○	○	○
Eichblattsalat				○	●	●
eingelegte Gurken						○
Eisbergsalat	○	○	○	○	●	●
Endiviensalat/Eskariol	○	○	○	○		
Erbsen, grün				○	○	●
Feldsalat/Rapunzel	○	○	○			
Fenchel	○	○	○	○	○	○
Grünkohl	●	●	○	○		
Kartoffeln	●	●	●	●	●	●
Kohlrabi		○	○	○	○	●
Kopfsalat	○	○	●	●	●	●
Kürbis						
Lollo Rosso	○	○	○	○	●	●
Meerrettich	○	○	●	●		
Möhren	●	●	●	●	●	●
Paprikaschote	○	○	○	○	○	●
Petersilie	●	●	●	●	●	●
Porree/Lauch	●	●	●	○	○	○
Radieschen	○	○	○	○	●	●
Rettich	○	○	○	○	●	●
Rhabarber	○	○	○	●	●	●
Rosenkohl	●	●	○	○		
Rote Bete/-Rüben	●	●	○	○		
Rotkohl	●	●	●	○	○	○
Salatgurken	●	●	●	●	●	●
Schwarzwurzeln	○	○	○	○		
Sellerieknollen	●	●	●	○	○	
Spargel		○	○	●	●	●
Spinat	○	○	●	●	●	○
Tomaten	○	○	○	●	●	●
Weißkohl	●	●	●	●	○	○
Wirsing	●	●	●	●	●	○
Zucchini	○	○	○	○	○	●
Zwiebeln	●	●	●	●	●	●

Juli	Aug.	Sept.	Okt.	Nov.	Dez.
●	●	●	●	●	●
●	●	○	○	○	○
●	●	●	○	○	○
●	●	●	●	●	●
●	●	●	●	○	○
●	●	●	○	○	○
●	●	●	●	○	
●	●	●	●	●	●
		○	●	●	●
		●	●	●	●
●	●	●	●	○	
●	●	●	●	○	
●	●	●	●	○	○
○	○	●	●	●	○
●	●	○			
	○	●	●	●	●
○	○	○	○	○	○
			○	●	●
●	●	●	●	●	●
●	●	●	●	●	●
●	●	●	●	○	○
○	●	●	●	●	○
●	●	●	●	○	○
		○	○	●	●
●	●	●	●	●	●
●	●	●	●	●	○
●	●	●	●	●	●
○	●	●	●	●	●
●	●	●	○	○	○
●	●	●	●	○	○
○					
		●	●	●	●
		●	●	●	●
●	●	●	●	●	●
●	●	●	●	●	●
		○	○	○	●
	○	●	●	●	●
●					
○	○	●	●	○	○
●	●	●	●	●	○
○	○	●	●	●	●
○	○	●	●	●	●
●	●	●	●	●	○
●	●	●	●	●	●

Obst	Jan.	Febr.	März	April	Mai	Juni
Ananas	●	●	●	●	○	○
Äpfel	●	●	●	●	○	○
Apfelsinen	●	●	●	●	●	●
Aprikosen					○	●
Avocados	●	●	●	●	○	○
Bananen	●	●	●	●	●	●
Birnen	○	○	○	○	○	○
Brombeeren						
Clementinen/Satsumas	●	●	●			
Erdbeeren			○	○	●	●
Feigen						
Heidelbeeren						○
Grapefruits	●	●	●	●	○	○
Himbeeren						○
Holunderbeeren						
Johannisbeeren						●
Kirschen, süß					○	●
Kirschen, sauer						○
Kiwis	●	●	●	●	●	●
Mirabellen/Renekloden						○
Pfirsiche/Nektarinen				○	○	●
Pflaumen/Zwetschen						○
Preiselbeeren					○	○
Quitten						
Stachelbeeren						●
Weintrauben	○	○	○	○	○	○
Wasser-/Zuckermelonen	○	○	○	○	○	●
Zitronen	●	●	●	●	●	●
Walnüsse	●	○				
Haselnüsse	○	○				
Eßkastanien/Maronen	●	○				

Zeichenerklärung ○ Monate geringerer Angebote, höhere Preise
● Monate starker Angebote, günstigere Preise

Juli	Aug.	Sept.	Okt.	Nov.	Dez.
○	○	●	●	●	●
○	●	●	●	●	●
○	○	○	○	●	●
●	●	○			
○	○	○	●	●	●
●	●	●	●	●	●
○	●	●	●	●	●
○	●	●	○		
			●	●	●
●	○			○	○
●	○				
○	○	○	●	●	●
●	●	○			
	○	●	○		
●	●				
●	○				
●	●	○			
●	●	●	●	●	●
●	●	○			
●	●	○	○	○	
●	●	●	○		
○	●	●	●	○	
		●	●	●	
●	●				
●	●	●	●	○	○
●	●	●	●	○	○
●	●	●	●	●	●
		●	●	●	●
		●	●	●	●
		●	●	●	●

Wenn's schnell gehen muß oder Essen unterwegs:

Fertiggerichte – Light-Produkte & Co. – Vitaminzusätze – Fast food – Unterwegs

Fertiggerichte

Es handelt sich dabei um komplette, oft fast servierfertige Lebensmittel oder Gerichte: Die Tiefkühlpizza und das vollständige Nudelgericht samt Sauce aus der Tüte, die zusammen mit Rotkohl in Alufolie eingeschweißte Roulade, die Suppe aus der Dose, die rote Grütze aus dem Plastikbeutel. Gelegentlich müssen Teile noch einzeln fertiggestellt werden, z. B. die Nudeln separat gekocht und die Sauce aus einer beigelegten Tüte ins Wasser gerührt werden, anderes braucht man nur zu erhitzen. In der Regel haben alle Fertiggerichte (oder Convenience-Produkte, wie diese «bequemen Produkte» auch genannt werden) einen relativ hohen Kochsalzgehalt. Fertiggerichte sind in der Regel teurer als Selbstgemachtes. Dafür sind sie praktisch, wenn mal die Zeit zum Kochen nicht reicht.

Bequemlichkeit muß nicht unbedingt zu ungesunder Ernährung führen: Moderne Herstellungsverfahren können Vitamine schonen und aktuelle Ernährungsempfehlungen berücksichtigen.

Tiefgekühltes Gemüse und Obst, das erntefrisch eingefroren wurde, ist für die «schnelle gesunde Küche» durchaus empfehlenswert.

Wenn Sie ab und zu auf Fertigprodukte ausweichen müssen oder wollen, so gibt es ein paar Tips:

▷ «Peppen» Sie die Gerichte mit vitaminreichen Lebensmitteln auf: Servieren Sie einen frischen Salat mit vielen Kräutern dazu.

- ▷ Wenn dazu keine Zeit ist: Reichen Sie etwas Rohkost dazu, zum Beispiel ein paar Paprikastreifen, Tomatenviertel, Gurkenscheiben, Radieschen, oder einige Karotten – schön angerichtet nicht nur ein Augenschmaus!
- ▷ Oder trinken Sie einen leckeren Obstsaft dazu (ohne Zucker) – frisch zubereitet am besten! Oder essen Sie Obst zwischendurch oder als Dessert.

Insgesamt gilt:

- ▷ Achten Sie auf die Zutatenliste, der Sie entnehmen können, welche Nährstoffe, – z. B. Fett und Kohlenhydrate –, wieviel Natrium, wie viele Ballaststoffe, evtl. Cholesterin (manchmal bei diätischen Produkten angegeben) und wieviel Kalorien in dem Produkt enthalten sind. Viele Produkte, besonders Halbfertiggerichte, sind für Menschen mit Typ-2-Diabetes und Bluthochdruck aufgrund der Zusätze nicht geeignet!
- ▷ Gemüse und Obst aus Konserven (oft gesalzen!) und Fertiggerichte enthalten nur noch wenig Vitamine und sekundäre Pflanzenstoffe.

Light-Produkte & Co

Light-Produkte können z. B. kalorienarm und/oder alkoholfrei sein. Sie können, sie müssen aber nicht: Aussagen wie «light» oder «leicht» sind lebensmittelrechtlich keine geschützten Begriffe. Es gibt Produzenten, die Kalorienbomben als «light» bewerben. Oft wird als «light» verkauft, was mit ein bißchen Luft aufgeplustert wurde – wie Schlagsahne in der Spraydose. Oder die Hersteller haben bei fetthaltigen Lebensmitteln einen Teil des Fettes durch Wasser ersetzt und Zucker durch Süßstoff. Light-Produkte sind in der Regel teuer, und die meisten überflüssig: Das Angebot an «natürlichen» fett- und kalorienarmen Lebensmitteln, z. B. an Gemüse und Obst, ist groß genug. Light-Produkte gaukeln vor, ohne Umstellung unserer Eßgewohnheiten fit, schön, schlank und gesund zu werden (oder zu bleiben).

Vitaminzusätze

Die Lebensmittelindustrie profitiert längst vom Gesundheitsbewußtsein und reichert zum Beispiel Brot, Müsli, Teigwaren, Milchprodukte, Margarine, Obstsäfte und Limonaden mit Vitaminen an. Das schadet der Gesundheit nicht, höchstens dem Portemonnaie. Wer mit Fett und Zucker geizt, dafür reichlich Getreide, Gemüse, Obst und fettarme Milchprodukte wählt und gelegentlich Seefisch und mageres Fleisch ißt, kann auf vitaminierte Lebensmittel verzichten.

Den Herstellern geht es dabei übrigens nicht immer um unsere Gesundheit, manchmal dienen die zugesetzten Vitamine ganz anderen Zwecken: Carotin wird zum Färben verwendet, und Vitamin E läßt Fette nicht so schnell ranzig werden.

Power-, Energy- oder Wellness-Drinks

Diese Drinks finden sich immer mehr in den Regalen der Supermärkte und Tankstellen: Sie sollen das Wohlbefinden steigern und durch Coffein-Zusätze müde Geister munter machen. Sie halten selten, was sie versprechen. Kaffee und schwarzer Tee sind mindestens so zuverlässig, wenn sie gelegentlich getrunken werden.

Fast food

Fast food – das ist nicht nur der Hamburger, die Pommes frites oder die Currywurst an der Imbißbude. Fast food sind alle Speisen, mit denen wir zwischendurch mal eben unseren Hunger stillen können. Also auch der alternative Gemüse-Burger, die kleine Salatschale, das Buttermilchdessert aus dem Supermarkt-Regal, der Apfel vom Markthändler und die chinesische Frühlingsrolle. Merken Sie was? Auch beim Fast food können Sie zwischen «guten» und «weniger guten» Alternativen wählen. Es gelten hier dieselben Regeln wie beim langsamen Essen. Denken Sie an die Nahrungspyramide, und wählen Sie Fast food-Gerichte mit wenig Fett und einem möglichst hohen Anteil aus Getreide, Gemüse oder Salat aus. Oder holen Sie das Versäumte bei der nächsten Mahlzeit nach.

Unterwegs

Viele Menschen essen mittags in einer **Kantine**. Die Auswahl dort hat sich zum Teil erfreulicherweise dem Trend zur gesünderen Ernährung angepaßt; oft können Sie sich dort ohne weiteres abwechslungsreich und vollwertig ernähren. Falls Sie etwas vermissen: Sprechen Sie mit der Kantinenleitung und fragen Sie nach fleischlosen Gerichten, frischem Gemüse, Obst, Salaten, fettarmen Zwischenmahlzeiten.

Für den Besuch im **Restaurant** gelten die gleichen Empfehlungen wie für den heimischen Kochtopf. Genießen Sie die Abwechslung, probieren Sie etwas Neues aus – es muß ja nicht der gewohnte Zwiebelbraten oder die Schweinshaxe sein! Lassen Sie sich verwöhnen. Und melden Sie ruhig Extrawünsche an: Sagen Sie, daß Sie fettarm und / oder eifrei essen möchten oder sollen. Wenn es Ihnen gut geschmeckt hat, fragen Sie nach dem Rezept, nach der besonderen Würze.

Inzwischen gibt es eine Reihe von Hotels und Restaurants, die sich auf Gäste mit gesundheitlichen Einschränkungen spezialisiert haben: Betriebe mit dem Gütezeichen RAL Diät-Verpflegung garantieren die Zusammenstellung der Menüs durch eine Ernährungsfachkraft nach den Empfehlungen u. a. der Deutschen Gesellschaft für Ernährung. Diese Hotels und Restaurants bieten Mahlzeiten für Übergewichtige, Diabetiker, Herz-Kreislauf-, Nieren- und andere Diät-Patienten an.

Für **Autoreisen** oder für ein **Picknick** ist eine leckere, gesunde Mahlzeit überhaupt kein Problem: Belegte Vollkornbrote z. B. mit Hefe- und einer Gewürzpaste aus dem Reformhaus (oder selbst zubereitet), magerem Käse oder Braten, dazwischen frische Gurken-, Radieschen- oder Tomatenscheiben, garniert mit Salatblättchen oder mit Kresse bestreut, sehen appetitlich aus, bleiben frisch, schmecken prima und halten fit.

Adressen für guten Einkauf

Immer mehr Menschen interessieren sich für Produkte aus ökologischem Anbau; für Lebensmittel gibt es strenge Kontrollen und Gesetze. Trotzdem ist es nicht einfach, durch den Dschungel verwirrender Werbeaussagen durchzublicken. Achten Sie bei Ihrem Einkauf auf «Bio-», «Öko-», «biologisch» oder «ökologisch», diese Begriffe sind laut EG-«Verordnung über den ökologischen Landbau und die entsprechende Kennzeichnung der landwirtschaftlichen Erzeugnisse und Lebensmittel» geschützt. Staatlich anerkannte Kontrollstellen überprüfen mindestens einmal jährlich, ob die Richtlinien eingehalten werden, und zwar sowohl in der Landwirtschaft als auch bei Importeuren und Herstellern. Auf dem Etikett solcher Öko-Anbieter finden Sie die Codenummer einer Kontrollstelle, z.B. «DE-001-Öko-Kontrollstelle» oder «Ökologische Agrarwirtschaft-EWG-Kontrollsystem» und das Zeichen eines der in der Arbeitsgemeinschaft Ökologischer Landbau (AGÖL) organisierten Anbauverbände.

«Arbeitsgemeinschaft Ökologischer Landbau» (AGÖL)
Baumschulenweg 11
64295 Darmstadt.

Dazu gehören folgende Anbauverbände:

Anschriften

Forschungsring für Biologisch-Dynamische Wirtschaftsweise
Baumschulenweg 11
64295 Darmstadt

Bioland

Nördl. Ringstr. 91
73033 Göppingen

Arbeitsgemeinschaft für naturnahen Obst-, Gemüse- und Feldfruchtanbau (ANOG)

Pützchens Chaussee 60
53227 Bonn

Biokreis Ostbayern

Theresienstr. 36
94032 Passau

Eco Vin
Bundesverband ökologischer Weinbau

Zuckerberg 19
55276 Oppenheim

Ökosiegel

Fischerweg 8
31787 Hameln

GÄA
Ökologischer Landbau

Plauenscher Ring 40
01197 Dresden

Naturland

Kleinhaderner Weg 1
82166 Gräfelding

Biopark e. V.

Zarchliner Straße 1
19395 Karow

Für die Schweiz

Vereinigung schweizerischer biologischer Landbau-Organisationen (VSBLO)

Leimenstraße 72
CH 4051 Basel

International

IFOAM

International Federation of Organic Agriculture Movements

Ökozentrum Imsbach

D-66636 Tholey-Theley
Tel.: 06853/5190
Fax: 06853/30110

Lebensmittel aus ökologischem Landbau finden Sie:

- ▷ direkt bei ökologisch bewirtschafteten Bauernhöfen,
- ▷ in Reformhäusern,
- ▷ in Naturkostläden,
- ▷ auf Wochenmärkten,
- ▷ teilweise bereits in «normalen» Lebensmittelgeschäften und Supermärkten,
- ▷ speziellen Bäckereien,
- ▷ speziellen Metzgereien.

Fragen Sie nach – es lohnt sich!

Fleisch-Einkauf

Viele und immer neue Skandale und Ungewißheiten in bezug auf Fleisch haben das Bewußtsein für Qualität geschärft. Für Fleisch aus artgerechter Haltung setzt sich der Verein Neuland ein, ein Verbund von Landwirten und Organisationen (wie z. B. Deutscher Tierschutzbund und BUND). Neulands Richtlinien für die Tierhaltung sind teilweise strenger als die der Arbeitsgemeinschaft Ökologischer Landbau, beim Futter allerdings lokkerer – auch konventionell erzeugtes Futter ist erlaubt. Eine Liste mit Adressen von Restaurants, Marktständen und Fleischern, die Neuland-Fleisch beziehen, gibt es bei Neuland e. V., Baumschulallee 15, 53115 Bonn (bitte einen frankierten Rückumschlag beilegen).

Und noch ein Tip

Das Bratpapier (vgl. Seite 162) können Sie unter folgender Adresse beziehen:

panfit-Bratpapier

Firma
Haarmann GmbH
Spezialartikel und Zulieferteile
In den Ohlwiesen 7
59755 Arnberg

Adressen, die Ihnen weiterhelfen

Folgende Adressen können Informationen über gesunde Ernährung, Übergewicht und Typ-2-Diabetes mellitus erteilen

AgV – Arbeitsgemeinschaft der Verbraucherverbände

Heilsbachstr. 20
53123 Bonn
Tel.: 0228/6489-0
Fax: 0228/644258

aid – Auswertungs- und Informationsdienst für Ernährung, Landwirtschaft und Forsten e.V.

Konstantinstr. 124
53123 Bonn
Tel.: 0228/8499-0
Fax: 0228/9526952

Deutsche Adipositas-Gesellschaft e.V.

Blumenweg 1
89294 Oberroth
Tel.: 08333/4194

Deutsche Diabetes-Gesellschaft

Geschäftsstelle
Universitätsklinik Bergmannsheil
Bürkle-de-la-Camp-Platz 1
44789 Bochum
Tel.: 0234/930956
Fax: 0234/930957

Deutsche Diabetes-Stiftung

Ev. Krankenhaus St.-Johannes-Stift
Reumontstraße 28
33102 Paderborn
Tel.: 05251/4010
Fax: 05251/401302

Deutscher Diabetiker-Bund e.V.

Bundesgeschäftsstelle
Danziger Weg 1
58511 Lüdenscheid
Tel.: 02351/989153
Fax: 02351/989150

Deutsche Gesellschaft für Ernährung e.V. (DGE)

Im Vogelsgesang 40
60488 Frankfurt/M.
Tel.: 069/976803-0
Fax: 069/976803-99

Deutsche Schlaganfall-Stiftung

Carl-Bertelsmann-Straße 256
33311 Gütersloh
Tel.: 05241/9770-0
Fax: 05241/702071

Diabetes-Forschungsinstitut

Auf'm Hennekamp 65
40225 Düsseldorf
Tel.: 0211/3382-1
Fax: 0211/342080

IFT – Institut für Therapieforschung

Parzivalstraße 25
80804 München
Tel.: 089/3608040
Fax: 089/36080429

Lipid-Liga
DGFF – Deutsche Gesellschaft zur Bekämpfung von Fettstoffwechselstörungen und ihren Folgeerkrankungen e. V.

Waldklausenweg 20
81377 München
Tel.: 089 / 7 19 10 01
Fax: 089 / 7 14 26 87

Österreichische Diabetikervereinigung

Moosstraße 18
A-5020 Salzburg
Tel.: 0662 / 82 77 22
Fax: 0662 / 82 92 22

Schweizerische Diabetesgesellschaft

Forchstraße 95
CH-8032 Zürich
Tel.: 01-3 83 13 15
Fax: 01-4 22 89 12

Literatur

aid / Auswertungs- und Informationsdienst für Ernährung, Landwirtschaft und Forsten e. V.:

- ▷ Cholesterinbewußt essen, Heft 1301, Bonn 1995
- ▷ Essen geht durch den Magen, Heft 1231, Bonn 1995
- ▷ Fast Food, Heft 1199, Bonn 1997
- ▷ Lebensmittelvorrat, Heft 1269, Bonn 1995
- ▷ Lebensmittel aus ökologischem Landbau – kleine Warenkunde, Heft 1218, Bonn 1995
- ▷ Tips zum Lebensmittelkauf, Heft 1330, Bonn 1996
- ▷ Obst, Heft 1002, Bonn 1996
- ▷ Vollwertig essen und trinken nach den 10 Regeln der Deutschen Gesellschaft für Ernährung (DGE), Heft 1016, Bonn 1996
- ▷ Gemüse, Heft 1024, Bonn 1997
- ▷ Zucker, Sirupe, Honig, Zuckeraustauschstoffe, Süßstoffe, Heft 1157, Bonn 1997

Buhmann, Carine

Beiß nicht gleich in jeden Apfel. 700 Tips zur gesunden Ernährung, Rowohlt Tb, Reinbek 1996

Carlsson, S. / Toeller, M.

Die erfolgreiche Diabetes-Diät, Urania-Verlag, Berlin 1997

Elmadfa, Ibrahim / Aigh, Waltraude / Muskat, Erich

Die große GU Nährwert Tabelle 98 / 99, Gräfe und Unzer Verlag, München

Ernährungsberatung der Nestlé-GmbH (Hg.)

Kalorien mundgerecht. Umschau Verlag, Frankfurt / M., 10. überarbeitete und erweiterte Aufl. 1996

Ernährungsempfehlungen für Diabetiker, 1995
Ernährungs-Umschau 42 (1995), Heft 9
Finck, H. / Malcherczyk, L.
Diabetes und Soziales. 2. Auflage. Kirchheim Verlag, Mainz 1998
Franke, Rosemarie; Mühlhauser, Ingrid
Ernährung ist die beste Medizin: Bluthochdruck, Rowohlt, Reinbek 1998
Franke, Rosemarie; Steinmetz, Armin
Ernährung ist die beste Medizin: Erhöhter Cholesterinspiegel, Rowohlt, Reinbek 1998
Hauner, Dagmar / Hauner, Hans
Leichter durchs Leben. Ratgeber für Übergewichtige: Strategien zum langfristigen Abnehmen. TRIAS, Stuttgart 1996
Hasselt, B. van / Gries, A.
Für Typ-II-Diabetiker. GU Moderne Diät. Gräfe und Unzer, München 1994
Heepe, Fritz
Diätetische Indikationen. Basisdaten für die interdisziplinäre Ernährungstherapie. Springer Verlag, Berlin, 3. überarbeitete Aufl. 1998
Kasper, Heinrich
Ernährungsmedizin und Diätetik. Urban & Schwarzenberg, München, 8. überarbeitete Aufl. 1996
Kluthe, Reinhold
Ernährungsmedizin in der Praxis. Band I + II. Aktuelles Handbuch zu Prophylaxe und Therapie ernährungsabhängiger Erkrankungen. (Loseblattsammlung), Spitta Verlag, Balingen 1997 / 98
Koerber, K. v. / Hammann, B. / Willms, G.
Für Diabetiker: Vollwert-Ernährung. GU Moderne Diät. Gräfe und Unzer, München 1998[7]
Lange, Elisabeth
Richtig einkaufen – gesund essen. Was Sie über unsere Lebensmittel wissen sollten. Brigitte bei Goldmann Verlag, 1997

Margarine-Institut für gesunde Ernährung
Gesund und fit. Die Rolle der Fette in unserer Ernährung. Hamburg 1998
Nassauer, Luise; Fröhlich-Krauel, Annemarie; Petzoldt, Rüdiger
Für Diabetiker, Gräfe und Unzer-Verlag, München, 8. Aufl. 1998
Naumann, Regina
Bioaktive Substanzen: die Gesundmacher in unserer Nahrung. Heilstoffe und ihre Wirkung, Einkaufstips und Rezepte, Rowohlt Tb, Reinbek 1997
Petzoldt, Rüdiger
Fragen und Antworten zum Diabetes, Kirchheim-Verlag, Mainz 1994
Rias-Bucher, Barbara
Brigitte Vollwert-Diät. Der neue Weg, auf gesunde Art abzunehmen und schlank zu bleiben. Goldmann Verlag, München 1994
Rösch, Ruth
Der Alkoholkonsum der Deutschen. Gourmet 1/96 Info-Magazin für Küchenleitungen im CJD, Ebersbach 1996
Schumacher, Waltraud / Toeller, Monika
KH-Tabelle für Diabetiker. 3. neubearbeitete Auflage 1997, Verlag Kirchheim, Mainz
Verband der Diätassistenten – Deutscher Bundesverband – e. V.
Diät und Information, Düsseldorf 1995
Wirths, Willi
Kleine Nährwerttabelle. Hg. v. Deutsche Gesellschaft für Ernährung e. V., Umschau Verlag, Frankfurt/M., 39. überarbeitete Aufl. 1996
Wolfram, Günther et al.
Diabetes mellitus Typ II, Falken-Verlag, Niedernhausen/Ts. 1997

Regelmäßige Informationsquellen

Diabetes Journal

Herausgeber und Verlag
Kirchheim & Co GmbH
Kaiserstraße 41
55116 Mainz

Diabetiker-Ratgeber

Wort & Bild Verlag
(in Apotheken kostenlos erhältlich)

Die Autoren

Rosemarie Franke

geboren 1937, ist seit fast vier Jahrzehnten als Ernährungsberaterin und Diätassistentin aktiv. Sie verfügt über umfangreiche Kompetenz und Erfahrung in Sachen Diätetik und Ernährung:

- ▷ praktische Erfahrung in Kliniken und Kurhotels,
- ▷ Lehrassistenz an der Diätfachschule Bielefeld,
- ▷ Mitarbeit bei der Deutschen Gesellschaft für Ernährung / Institut für Ernährungsberatung und Diätetik an der Heinrich-Heine-Universität Düsseldorf,
- ▷ Lehrauftrag an der Uni / Gesamthochschule Paderborn im Fachbereich Haushaltswissenschaft (1978 – 1983),
- ▷ Zusammenarbeit mit Verbänden und Organisationen wie Bundesverband der Diätetischen Lebensmittelindustrie, Bundesverband für gesundheitliche Aufklärung, Ministerien etc.
- ▷ Diät- und Ernährungsberatung für die DAK Paderborn
- ▷ Mitwirkung an 65 Filmen für WDR, Südwestfunk und NDR
- ▷ Hörfunkmitarbeit
- ▷ Serie zum Thema Diätetik in Für Sie
- ▷ Autorin zahlreicher Publikationen bei: Gräfe und Unzer Verlag, München; Econ Verlag, Düsseldorf; Dr. Oetker / Ceres Verlag, Bielefeld; (ausgezeichnet mit einer Gold- und acht Silbermedaillen der Gastronomischen Akademie Deutschlands)
- ▷ Ernährungsmärchen für den Auswertungs- und Informationsdienst für Ernährung, Landwirtschaft und Forsten e. V. (aid) und Apotheker-Verband.

Prof. Dr. med. Hans Hauner

geboren 1955, ist Internist mit den Schwerpunkten Diabetes, Stoffwechsel, Ernährung und Endokrinologie. Er arbeitet als leitender Oberarzt an der Klinischen Abteilung des Diabetes-Forschungsinstituts an der Heinrich-Heine-Universität Düsseldorf.

Buchveröffentlichung mit Dr. Dagmar Hauner: Leichter durchs Leben, Ratgeber für Übergewichtige: Strategien zum langfristigen Abnehmen, TRIAS 1996, 200 S., DM 39,80.

Ernährung

Neal Barnard
Iß dich fit *Die vitalisierende Kraft natürlicher Ernährung*
(rororo sachbuch 60534 / ab Juli 1998)
Wir erfahren, welche natürlichen Nahrungsmittel den Knochenbau festigen, die Arterien reinigen, den Stoffwechsel ankurbeln und das Körperfett reduzieren, die Haut verjüngen und das Immunsystem stärken, so daß man nicht nur um Jahre jünger aussieht, sondern sich auch frisch und energiegeladen fühlt.

Carine Buhmann
Beiß nicht gleich in jeden Apfel
700 Tips zur gesunden Ernährung
(rororo sachbuch 19781)
Über 700 Fragen aus verschiedenen Bereichen der gesunden Ernährung werden auf kompetente, leichtverständliche Weise beantwortet.

Gudrun Via Dalla
Power-Nahrung fürs Gehirn
Tips und Rezepte für mehr Konzentration und Kreativität
(rororo sachbuch 60371)

Helmut F. Kaplan (Hg.)
Warum ich Vegetarier bin
Prominente erzählen
(rororo sachbuch 19675)

Helmut F. Kaplan
Leichenschmaus *Ethische Gründe für eine vegetarische Ernährung*
(rororo sachbuch 19513)

rororo gesundes leben

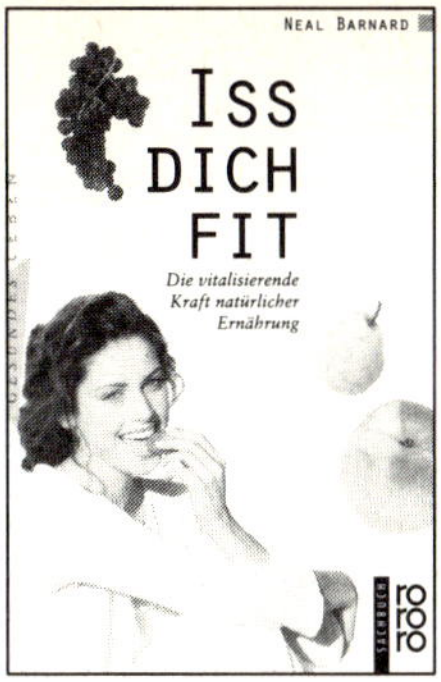

Herbert Jost
Wege zum Wunschgewicht
Schlank und gesund mit dem Kombi-Programm
(rororo sachbuch 19792)
Mit dem dreiteiligen Kombi-Programm und vielen wertvollen Tips können Sie Ihr Wunschgewicht langfristig halten.

Robyn Landis
BodyFood *Schlemm dich schlank und fit*
(rororo sachbuch 60278)

Regina Naumann
Bioaktive Substanzen: die Gesundmacher in unserer Nahrung *Heilstoffe und ihre Wirkung. Einkaufstips und Rezepte*
(rororo sachbuch 60211)

ÖKO-TEST Ratgeber Ernährung
Herausgegeben von Rüdiger Dammann
(rororo sachbuch 19171)

Ein Gesamtverzeichnis aller lieferbaren Titel der Reihe *rororo gesundes leben* finden Sie in der *Rowohlt Revue*. Vierteljährlich neu. Kostenlos in Ihrer Buchhandlung.

3407/6d

Stressverhalten ändern lernen

Dietmar Juli /
Angelika Schulz
Stressverhalten ändern lernen
Vorbeugung und Hilfe bei psychosomatischen Störungen und Krankheiten
(rororo sachbuch 60214)
Stress als Krankheitsfaktor ist nicht mit einfachen Rezepten zu bewältigen. Die gutgemeinten Empfehlungen populärer Ratgeber lassen meist außer acht, daß die Reaktion auf Belastungen individuell sehr verschieden ist. Jedes gesundheitsschädliche Stressverhalten ist Folge einer persönlichen Entwicklung, die erkannt werden muß, damit Änderungen möglich werden. Hier setzt dieses Buch an; es verbindet das medizinische Stresskonzept mit Aussagen der psychologischen Lerntheorie.

Gisa Briese-Neumann
Herausforderung Stress
Gesund durch Körper- und InnerManagement
(rororo sachbuch 60212)
Das vorliegende Buch soll Sie in die Lage versetzen, Stress und Konfliktpotential zu erkennen und deren Ursachen gezielt zu vermeiden und zu überwinden. Das Besondere an Gisa Briese-Neumanns Ansatz ist, daß dies auf drei Ebenen geschieht: im körperlichen, im geistigen und im seelischen Bereich.

Paul Wilson
Wege zur Ruhe *100 Tricks und Techniken zur schnellen Entspannung*
(rororo sachbuch 60119)

rororo gesundes leben

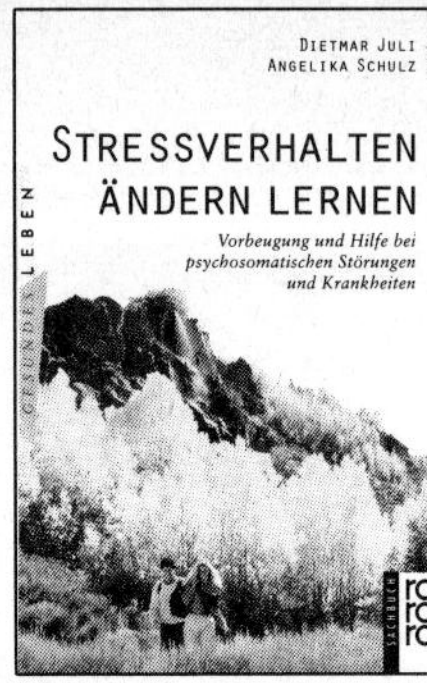

Paul Wilson
Zur Ruhe kommen *Einfache Wege zur Meditation*
(rororo sachbuch 60533)

Rolf Degen
Der kleine Schlaf zwischendurch
In Minuten frisch, erholt und fit
(rororo sachbuch 60213)
Nickerchen, Powerschlaf, Siesta, Nap – der kleine Schlaf zwischendurch hat viele Namen und ist so alt wie die Menschheit selbst. In unserer modernen Stressgesellschaft bekommt er als Fitness- und Wellnessbringer eine völlig neue Bedeutung. Der Minischlaf hat nicht nur gesundheitsfördernde Wirkungen, sondern kann auch gezielt eingesetzt werden, um den Nachtschlaf ganz oder teilweise zu ersetzen.

Ein Gesamtverzeichnis aller lieferbaren Titel der Reihe *rororo gesundes leben* finden Sie in der *Rowohlt Revue*. Vierteljährlich neu kostenlos in Ihrer Buchhandlung.

3405/7

Gesundheit rundum

Richard Hallam
Leben mit Tinnitus *Wie Ohrgeräusche erträglicher werden*
(rororo sachbuch 19932)
Da bei Tinnitus eine medikamentöse oder chirurgische Behandlung nur in wenigen Fällen möglich ist, müssen die meisten Betroffenen lernen, mit Ohrgeräuschen zu leben. Richard Hallam, führender Tinnitus-Forscher und -Therapeut, gibt hierzu kompetente und zugleich einfühlsame Anleitung.

Lisette Scholl
Das Augenübungsbuch *Besser sehen ohne Brille – eine ganzheitliche Therapie*
(rororo sachbuch 19136)

Joachim Grifka
Die Knieschule *Hilfe bei Kniebeschwerden*
(rororo sachbuch 19186)
Das Buch zeigt, wie man sich bei Kniegelenksbeschwerden selbst helfen kann und welche Erkrankungen ärztlich behandelt werden müssen. Es gibt dem Patienten die Möglichkeit, genaue Fragen zu stellen und die ärztliche Behandlung besser zu verstehen.

Louis J. Rosner / Shelley Ross
Multiple Sklerose *Neue Hoffnung für Menschen mit MS*
(rororo sachbuch 19759)
«Das beste Buch über Multiple Sklerose für Betroffene.»
The New England Journal of Medicine

rororo gesundes leben

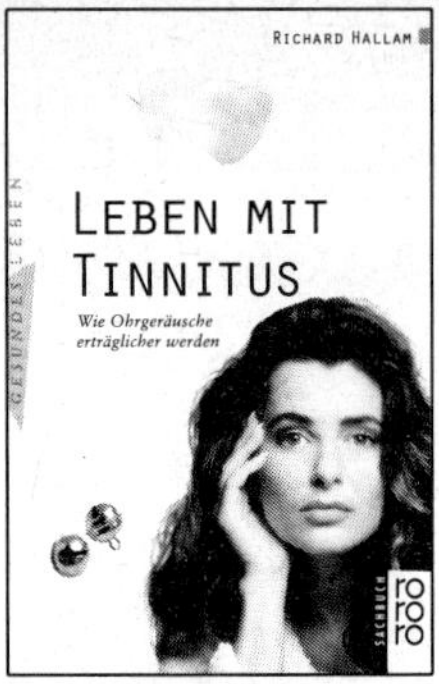

Benno Werner
Im Rhythmus der Jahreszeiten *Gesund leben im Einklang mit der Natur*
(rororo sachbuch 60279)
Der Autor zeigt auf, welche Organe in welcher Jahreszeit besonders aktiv sind und welche Emotionen in dieser Zeit dominieren. Mit zahlreichen Übungen für Körper, Geist und Seele gibt er wertvolle Hinweise für ein gesundes Leben im Einklang mit der Natur.

Nicole Ronsard
Das Anti-Cellulite-Erfolgsprogramm
(rororo sachbuch 60370)
Die Autorin hat ein erfolgversprechendes, ganzheitliches Programm zusammengestellt, das der «Orangenhaut» gezielt zu Leibe rückt.

Ein Gesamtverzeichnis aller lieferbaren Titel der Reihe *rororo gesundes leben* finden Sie in der *Rowohlt Revue*. Vierteljährlich neu. Kostenlos in Ihrer Buchhandlung.

3654/2